DR. SHIRD SCHINDLER
DR. IRIS ZACHENHOFER
Abnehmen für hoffnungslose Fälle

GOLDMANN

Buch

Viele Abnehmwillige meinen, schon alles probiert zu haben. Doch es gibt Hoffnung, auch wenn bisher alle Diäten versagt haben. Die Methoden fürs Abnehmen in diesem Buch stammen aus der Suchtmedizin. Sie scheinen brutal, sind aber effizient und wissenschaftlich fundiert. Chilischoten kauen oder laut Heavy Metal hören, wenn das Verlangen nach Essen übermächtig wird. Einen Gummiring ans Handgelenk schnalzen lassen oder heißes Kerzenwachs auf den Arm tropfen. Wenn Entspannungsübungen nicht ausreichen, helfen solche starken äußeren Reize, die Spannung abzubauen und vom Heißhunger abzulenken.

Autoren

Dr. Shird Schindler ist Facharzt für Psychiatrie und Psychotherapeutische Medizin. Er leitet das Zentrum für Suchtkranke und die Station für forensische Akutpsychiatrie und Begutachtung im Sozialmedizinischen Zentrum Baumgartner Höhe in Wien.

Dr. Iris Zachenhofer war Neurochirurgin an der Wiener Universitätsklinik sowie an der Neurochirurgie Feldkirch (Vorarlberg). Sie wechselte in die Psychiatrie und arbeitet jetzt im Sozialmedizinischen Zentrum Baumgartner Höhe in Wien.

DR. SHIRD SCHINDLER
DR. IRIS ZACHENHOFER

ABNEHMEN
FÜR
HOFFNUNGSLOSE
FÄLLE

Hardcore-Tipps aus
der Suchtmedizin

GOLDMANN

Alle Ratschläge in diesem Buch wurden von den Autoren
und vom Verlag sorgfältig erwogen und geprüft. Eine Garantie kann
dennoch nicht übernommen werden. Eine Haftung der Autoren
beziehungsweise des Verlags und seiner Beauftragten für Personen-,
Sach- und Vermögensschäden ist daher ausgeschlossen.

Sollte diese Publikation Links auf Webseiten Dritter enthalten,
so übernehmen wir für deren Inhalte keine Haftung,
da wir uns diese nicht zu eigen machen, sondern lediglich
auf deren Stand zum Zeitpunkt der Erstveröffentlichung verweisen.

Namen und Beschreibungen von im Buch genannten Personen
wurden verändert. Die von den Autoren beschriebenen Beobachtungen
wurden von den Autoren im Laufe ihrer unterschiedlichen Tätigkeiten
gemacht und sind keiner Einrichtung direkt zuzuordnen.

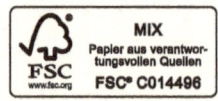

Penguin Random House Verlagsgruppe FSC® N001967

1. Auflage
Vollständige Taschenbuchausgabe Dezember 2022
Copyright © 2019 der Originalausgabe: edition a, Wien
Copyright © 2022 dieser Ausgabe: Wilhelm Goldmann Verlag, München,
in der Penguin Random House Verlagsgruppe GmbH,
Neumarkter Str. 28, 81673 München
Umschlag: UNO Werbeagentur, München
Umschlagmotiv: FinePic®, München
Satz: Satzwerk Huber, Germering
Druck und Bindung: GGP Media GmbH, Pößneck
Printed in Germany
CH · IH
ISBN 978-3-442-17950-3

Inhalt

WICHTIGER HINWEIS

Dieses Buch erklärt Ihnen nicht, wie viel, was und wann Sie essen sollen. Es zeigt Ihnen vielmehr, wie Sie die Diät, für die Sie sich entschieden haben, durchhalten können. Wie Sie Kontrolle über Ihr Essverhalten gewinnen können. Wie Sie selbst bestimmen können, wie viel, was und wann Sie essen wollen.

Dr. Shird Schindler
Dr. Iris Zachenhofer

GEHT ES IHNEN AUCH SO?

Was viele Menschen über ihre Beziehung zum Essen
verschweigen und wie wir helfen können.

Wenn Sie dieses Buch in Händen halten, ist Ihr Gewicht wahrscheinlich ein großes Thema für Sie.

Vielleicht haben Sie sich vom Titel angezogen gefühlt, weil er Neues verspricht und weil er wieder Hoffnungen in Ihnen weckte, endlich doch schlank zu werden. Hoffnungen, die vielleicht schon tief in Ihnen vergraben sind, die Sie aber doch nie ganz aufgegeben haben.

Vielleicht haben Sie schon einige Bücher zum Thema gelesen und waren bei mehreren Diät-Trends dabei. Vielleicht haben Sie nur acht Stunden am Tag oder nur jeden zweiten Tag gegessen. Vielleicht haben Sie Kohlenhydrate gestrichen, Zucker gestrichen, Fette gestrichen, das Abendessen gestrichen, feste Mahlzeiten gestrichen. Vielleicht haben Sie basisch oder nach Ihrer Blutgruppe gekocht, Ihre Darmflora erneuert und sich selbst mental gecoacht oder sogar hypnotisiert. Vielleicht haben Sie auch Erfahrung mit diversen Appetitzüglern gemacht.

Wahrscheinlich haben Sie sich für neue Ernährungsprogramme voller Motivation mit sogenannten „gesunden" Lebensmitteln eingedeckt, Berge an Obst und Nüssen gekauft, um irgendwann, nachdem Sie den jeweiligen Plan schon mehrfach sabotiert hatten, alles auf einmal zu essen. Weil Sie sowieso schon zu oft geschummelt hatten und es Ihrer

Meinung nach ohnehin nicht mehr darauf ankam, an einem dieser unglücklichen Tage.

Wenn Sie bei Ihren Versuchen überhaupt Ergebnisse erzielt haben, waren sie mäßig oder nur von kurzer Dauer. Deshalb haben Sie wahrscheinlich Kleidung in unterschiedlichen Größen im Schrank und Ihre Stimmung hängt sehr davon ab, welche Größe gerade Ihre aktuelle ist.

Sie lieben und Sie hassen das Essen

Sie lieben das Essen selbst, hassen aber den Einfluss, den es auf Sie hat, den Platz, den es in Ihrem Leben einnimmt. Sie hassen es, wie das Essen oder Ihre Gedanken daran Ihr Leben ausfüllen.

Vielleicht denken Sie jeden Tag am Heimweg nach der Arbeit bereits an nichts anderes mehr als an den Inhalt Ihres Kühlschranks. Oder Sie essen immer wieder tagsüber, ohne richtig satt zu werden.

Sie wären so gerne so wie diese Menschen, die mit zwei Reihen dunkler Schokolade oder einem großen Salat glücklich sind, denen Sport Spaß macht und die angeblich sogar gelegentlich das Essen vergessen.

„Mit mir stimmt etwas nicht."

Das denken Sie regelmäßig. Denn egal was Sie machen, Ihre Gedanken kreisen immer ums Essen. In Ihrem Leben muss irgendetwas falsch laufen, denken Sie, denn es gibt kaum etwas, das Sie mehr fesselt als diese Gedanken.

Das Übergewicht begleitet Sie schon länger. Möglicherweise geht es gar nicht mehr nur um die gute Figur für den Strand im nächsten Sommer, sondern Sie haben auch schon gesundheitliche Probleme. Ihre Cholesterin- und Blutzuckerwerte sind vielleicht zu hoch, ihr Blutdruck ebenso.

Vielleicht schmerzen Ihre Gelenke bereits und manche Sportarten kommen gar nicht mehr in Frage für Sie. Sie fühlen sich älter als Sie sind oder Sie fühlen sich gefangen in einem Körper, in dem Sie sich nicht wohl fühlen. Beim Sex haben Sie wegen Ihrer Rundungen Hemmungen. Sie können sich nur schwer fallen lassen oder vielleicht haben Sie auch gar keinen Sex mehr.

Vielleicht haben Sie auch Rückenschmerzen oder kommen leicht aus der Puste, wenn andere etwas schneller gehen oder mal die Rolltreppe ausgefallen ist.

Ihr körperlicher Zustand nervt Sie daher insgesamt und manchmal sind Sie sogar regelrecht wütend auf sich, weil Sie dennoch nie eine Diät durchhalten können. Oder Sie sind einfach resigniert.

Die schlimmen Vorbilder

Besonders schlimm ist es, wenn Sie sehen, wie es andere machen. Sie selbst halten nach Ihren Diäten das reduzierte Gewicht im besten Fall ein paar Wochen oder überhaupt nur ein paar Tage, und kurz nach der Diät ist Ihr Gewicht womöglich noch höher als davor. Gleichzeitig müssen Sie zusehen, wie Ihre Schwägerin mit Intervallfasten zehn Kilo abnimmt, wie Ihre Studienkollegin nach der Schwangerschaft rasch ihre Kilos wieder los ist und wie Ihre Freundin ihre Model-Figur schon lange hält beziehungsweise durch diverse Fitnesstechniken weiter perfektioniert. Anscheinend macht ihr das sogar Spaß.

Richtig mitfreuen konnten Sie sich nie. Vielleicht waren Sie auch ziemlich neidisch, haben über die Falten der Schwägerin, den schlaffen Bauch der Studienkollegin und die Genussfeindlichkeit der Freundin gelästert und sich dabei wegen Ihrer negativen Gefühle gleich noch schlechter gefühlt.

Wie kann es sein, fragen Sie sich, dass es mir so schwer fällt abzunehmen? Kann ich nach den vielen vergeblichen Versuchen überhaupt noch schlank werden? Oder bin ich ein hoffnungsloser Fall?

Unser Buch ist für alle da, die es bisher noch nicht geschafft haben, schlank zu werden und zu bleiben. Für die, die theoretisch schon eine Menge über das Abnehmen wissen, ohne dass es ihnen bisher viel gebracht hätte. Für die, deren Gedanken ständig ums Essen kreisen und die sich oft mit nichts anderem beschäftigen als mit ihrem Bedürfnis danach. Für die, die sich von ihrem beharrlichen Ringen um eine schlanke Figur erschöpft fühlen, in denen aber zumindest noch ein Rest von Hoffnung lebt, dass es etwas geben könnte, das ihnen hilft.

Machen Sie sich manchmal über Ihre mangelnde Disziplin Gedanken, darüber, dass gerade Sie es nie schaffen, längerfristig weniger zu essen, Mahlzeiten auszulassen oder gar tageweise gar nichts zu essen, was bei so vielen anderen mühelos zu klappen scheint? Glauben Sie manchmal, Sie seien regelrecht süchtig nach Essen?

Dann haben wir, mein Kollege Shird Schindler und ich, als Suchtmediziner eine gute Nachricht für Sie.

Mit Ihnen ist so weit alles in Ordnung.

Auch wenn Sie sich den ganzen Tag nur mit Essen und den Gedanken daran beschäftigen, und Ihr ständiger Hunger, Ihr anhaltender Appetit scheinbar Ihr Leben ausfüllen, ist es so.

Sie sind nicht süchtig.

Die *Internationale statistische Klassifikation der Krankheiten und verwandter Gesundheitsprobleme* (ICD, englisch: *International Statistical Classification of Diseases and Related Health Problems*), das wichtigste, weltweit anerkannte Klassifikationssystem für medizinische Diagnosen, enthält auch die sogenannten „F1"-Diagnosen, die Suchtdiagnosen. Es gibt sie für Alkohol, Opiate, Cannabis, Beruhigungsmittel, Kokain und etwa Nikotin. Allerdings gibt es keine „F1"-Diagnose für Essen, und es wird wohl auch in Zukunft keine geben.

Aber kennen Sie *Oreo*-Kekse? Wenn Ratten in Versuchen die Auswahl zwischen Kokain, Heroin oder *Oreo*-Keksen hatten, wählten sie immer die Kekse und leckten hingebungsvoll an deren weißer, süßer Füllung. Kein Wunder, denn sie löste, wie die Messungen ergaben, in ihren Gehirnen den stärksten Ausstoß von Neurotransmittern aus. Neurotransmitter sind, kurz gesagt, Botenstoffe, die Erregung von einer Nervenzelle auf andere Zellen übertragen.

In anderen Studien wählten Ratten, wenn ihnen Kokain, Heroin oder Zucker zur Auswahl standen, immer den Zucker. Auch jene Ratten, die die Wirkung von Kokain und Heroin bereits kannten.

Womit wir uns der Antwort auf die Frage annähern, warum ausgerechnet zwei Suchtmediziner ein Buch über Abnehmen schreiben, obwohl Sie eben nicht süchtig sind. Vielleicht hat Sie das ja verwundert, als Sie dieses Buch zum ersten Mal in die Hand nahmen. Eventuell befürchteten Sie sogar, hier Dinge zu lesen, mit denen Sie eigentlich nichts zu tun haben möchten, und von uns quasi in eine Kammer des Schreckens entführt zu werden.

Keine Sorge. Mit Ihnen ist, wie gesagt, alles in Ordnung. Bloß ist es durch die Diäten, die Sie bereits gemacht haben, und durch bestimmte Nahrungsmittel, die Sie gegessen haben, in Ihrem Gehirn zu Veränderungen von Nervenzellen und Neurotransmittern gekommen, die Ihr Verlangen nach Essen auslösen und verhindern, dass Sie Einschränkungen aushalten. Wir können Ihnen dabei helfen, diese Veränderungen, die Ihnen aktuell noch ziemliche Probleme bereiten, so gut wie möglich rückgängig zu machen. Ihr Verlangen nach Essen ähnelt jenem, das alkohol- oder drogenabhängige Patienten nach ihren Substanzen haben und lässt sich daher mit den gleichen Methoden bekämpfen.

Wir als Suchtmediziner arbeiten gemeinsam mit unseren Patienten gewöhnlich nicht gegen das quälende Verlangen nach Essen, sondern gegen jenes nach Alkohol, manchmal nach Nikotin und ansonsten nach meist illegalen Substanzen. Doch wir haben festgestellt, dass die Methoden, die wir dabei anwenden, die zum Teil echte Hardcore-Methoden sind, auch Ihnen helfen können. Mit diesen wissenschaftlich fundierten, teils sehr pragmatischen und jedenfalls effizienten Methoden, die wir an der Drogenabteilung bei unseren Patienten einsetzen, werden wir auch Sie unterstützen. Denn:

In Ihrem Gehirn geschieht, wenn Sie sich nach Schokolade, Chips oder einem Wiener Schnitzel mit Bratkartoffeln sehnen, etwas Ähnliches wie im Gehirn eines Drogenabhängigen mit Entzugsbeschwerden.
Und damit haben wir eben jede Menge Erfahrung.

Beantworten Sie bitte nun die Fragen im folgenden Arbeitsblatt, die Sie mit Ihrem Essverhalten konfrontieren und Ihnen einen Hinweis darauf geben können, ob dieses Ähnlichkeiten mit Suchterkrankungen hat (Modified Yale Food Addiction Scale 2.0 von Meule et al. 2016).

IN DEN LETZTEN 12 MONATEN:	Nie
1. Ich aß bis zu einem Punkt, an dem ich mich körperlich schlecht fühlte.	0
2. Ich verbrachte viel Zeit, in der ich mich träge oder müde fühlte, weil ich mich überessen hatte.	0
3. Ich mied die Arbeit, Schule oder soziale Aktivitäten, weil ich befürchtete mich dort zu überessen.	0
4. Wenn ich emotionale Probleme hatte, weil ich bestimmte Nahrungsmittel nicht gegessen hatte, aß ich diese Nahrungsmittel um mich besser zu fühlen.	0
5. Mein Essverhalten verursachte mir sehr viel Leid.	0
6. Ich hatte erhebliche Probleme in meinem Leben aufgrund von Nahrung und Essen. Diese Probleme betrafen beispielsweise meinen Alltag, die Arbeit, die Schule, Freunde, Familie oder meine Gesundheit.	0
7. Mein Überessen stand mir dabei im Weg mich um meine Familie zu kümmern oder meine häuslichen Pflichten zu erledigen.	0
8. Ich aß in derselben Art und Weise weiter, obwohl mein Essverhalten emotionale Probleme verursachte.	0
9. Die gleiche Nahrungsmenge zu essen brachte mir nicht den gleichen Genuss wie früher.	0
10. Ich hatte einen solch starken Drang bestimmte Nahrungsmittel zu essen, dass ich an nichts anderes mehr denken konnte.	0
11. Ich versuchte und versagte dabei den Konsum bestimmter Nahrungsmittel einzuschränken oder ganz auf sie zu verzichten.	0
12. Ich war durch essen so abgelenkt, dass ich mich hätte verletzen können (z.B. während des Autofahrens, beim Überqueren der Straße oder beim Bedienen von Maschinen).	0
13. Meine Freunde oder Familie machten sich Sorgen darüber, wie häufig ich mich überaß.	0

Seltener als 1× pro Monat	1× pro Monat	2-3× pro Monat	1× pro Woche	2-3× pro Woche	4-6× pro Woche	Jeden Tag
1	2	3	4	5	6	7
1	2	3	4	5	6	7
1	2	3	4	5	6	7
1	2	3	4	5	6	7
1	2	3	4	5	6	7
1	2	3	4	5	6	7
1	2	3	4	5	6	7
1	2	3	4	5	6	7
1	2	3	4	5	6	7
1	2	3	4	5	6	7
1	2	3	4	5	6	7
1	2	3	4	5	6	7
1	2	3	4	5	6	7

Ein Arbeitsbuch

Sie halten ein Arbeitsbuch in Ihren Händen, mit dem wir Sie auf Ihrer Reise zu einer schlankeren Figur begleiten werden. Diese Reise wird 28 Tage dauern und Sie wird einiges für Sie verändern. Sie werden lernen...

...Ihrem Leben Struktur zu geben.
...Ihre Gedanken zu bewerten.
...Ihr Verlangen nach Essen und Ihre Gefühle insgesamt zu analysieren und dementsprechend zu handeln.
...auf bestimmte Situationen mit bestimmten Techniken zu reagieren.
...sich vom gefürchteten „Point of no return" fernzuhalten, jenem Punkt, an dem das Verlangen stärker ist als Sie und Ihr Handeln bestimmt.

Sie werden dabei erkennen, dass Disziplin nichts ist, das Sie aus bloßer Willenskraft aufbringen müssen, sondern etwas, das Sie durch das richtige Verhalten quasi in sich generieren können. Und Sie werden erfahren, wie Ihnen Gummiringe, Kerzenwachs, Musik oder eine Packung Gummibären dabei helfen.

Was brauchen wir dafür von Ihnen?

Eigentlich nichts weiter als Ihre Bereitschaft, Ihre Figur ernsthaft ändern zu wollen, und 28 Tage lang Ihre Aufmerksamkeit.

ALLES DREHT SICH UMS CRAVING

Die Suchtfaktoren beim Essen,
wie sie entstehen und was sie mit uns machen.

Kennen Sie dieses Gefühl? Sie hatten die allerbesten Vorsätze, was Sie an diesem Tag noch essen werden. Sie hatten einen tollen Plan und haben dementsprechend eingekauft. In Ihrem Kühlschrank sind nur Lebensmittel, die Sie als „gesund" einstufen, die Chipspackungen, Salzcracker und anderes Sündiges haben Sie vorsorglich schon vor Tagen beseitigt.

Doch am Heimweg von der Arbeit oder von einem Ausflug steigt dieses Gefühl in Ihnen auf, dass der Griechische Salat heute doch nicht das Richtige für Sie ist. Dass er heute irgendwie unpassend ist und kein gutes Gefühl in Ihnen auslösen würde. Zu kalt, zu gesund. Irgendetwas würde Ihnen fehlen. Eine innere Stimme flüstert:

Du hattest einen wirklich anstrengenden Tag.
Du hast dir etwas anderes verdient als fades Gemüse.

Sie werden ein bisschen unruhig, denn immerhin ist Ihr Plan gründlich überlegt. Sie fühlen sich nicht so recht wohl in Ihrer Haut. Eigentlich wäre es Unsinn, den Griechischen Salat zu essen, wenn Sie ihn gar nicht wollen, denken Sie. Vielleicht sollten Sie ihn gegen etwas anderes austauschen, so schlimm wird das wohl nicht sein.

Ihr Essensplan fällt Ihnen wieder ein, die Kalorienvorga-ben, die Sie genau notiert hatten. Ihre Ziele, warum Sie die-se Diät machen wollten. Der bereits gebuchte Strandurlaub.

Doch allmählich rückt das alles in den Hintergrund. Bald ist es unendlich weit weg, fast wie ein Traum, der immer mehr verblasst.

Ihre Sinne haben sich inzwischen geschärft. Der Dö-ner-Stand an der Busstation ist Ihnen aufgefallen und der Duft aus der Bäckerei in Ihrem Viertel ist sehr verlockend.

Sie können nicht sagen, wann genau dieses Gefühl in Ih-nen hochgekommen ist. Es kommt Ihnen auch gar nicht so sehr wie ein Gefühl oder gar wie Appetit oder Hunger vor. Vielmehr läuft in Ihnen eine rationale Diskussion ab. Sie stellen sich nun ziemlich offen die Frage, die Ihnen jeden-falls berechtigt erscheint, ob ein so mageres Abendessen für Sie heute wirklich das richtige sein kann. Ob da wirklich genügend Nährstoffe für Sie drin wären.

Sie hinterfragen Ihren Ernährungsplan und zweifeln ihn an. Es scheint Ihnen, dass er Ihr Arbeitspensum nicht be-rücksichtigt, ebenso wenig wie den Stress, den Sie gerade haben, und dass Sie heute am Abend am Computer noch Tabellen erstellen müssen und dafür mehr Energie benöti-gen werden, als Ihnen so eine magere Diätmahlzeit geben könnte.

Hunger haben Sie eigentlich nicht, stellen Sie fest, aber man wird ja wohl Einwände äußern dürfen, wenn man Zweifel hat, ob der Ernährungsplan wirklich ideal ist, über-legen Sie. Eine innere Stimme flüstert:

Du wirst nicht sterben, wenn du heute normal und erst
morgen weniger isst. Heute ist einfach nicht der ideale Tag
für dieses Programm, und wenn du den Umweg vorbei an der
McDonald's-Filiale gehst, hast du ein bisschen mehr Bewegung.
Das ist doch auch wichtig, oder?

Dieses Gefühl, dieses Verlangen nach Essen, das Ihre Gedanken so manipuliert, ist keine Willensschwäche, sondern ein Symptom mit einem medizinischen Fachausdruck:

Craving.

Unter Craving (engl. Begierde, Verlangen) verstehen wir das (beinahe) unstillbare Verlangen nach einer Substanz, in unserem Fall nach Essen, genauer gesagt meistens nach fettem, süßem oder salzigem Essen.

Craving bewirkt Symptome wie einen massiven Anstieg
der inneren Anspannung und oft auch körperliche Beschwerden
wie Zittern oder Schwitzen.

Es ist nur logisch, dass wir unbedingt den unangenehmen Zustand, in den uns das Craving versetzt, beenden wollen. Der einfachste Weg ist es, wieder zu der Substanz zu greifen, der es geschuldet ist, möglichst süß, möglichst fett oder möglichst salzig zu essen. Kurzfristig bessert sich dadurch unser Wohlbefinden. Längerfristig schlittern wir allerdings immer weiter in unser Problem hinein.

Der Fall Sabine

Vielleicht haben Sie jetzt Zweifel. Craving beim Essen und Craving bei Heroinsucht oder Alkoholkrankheit – ist das wirklich vergleichbar? Wird da nicht etwas dramatisiert?

Schließlich ist es normal, Hunger zu haben. Die Evolution hat dem Menschen Hungergefühle gegeben, um sein Überleben zu sichern, sonst würden wir vielleicht verhungern, ohne es zu bemerken.

Und wo genau soll nun eigentlich der Unterschied zwischen Appetit, Hunger und Craving liegen? Was wollen diese Suchtmediziner von mir?

Der Auslöser für unsere Überlegungen und für unseren Entschluss, dieses Buch zu schreiben, war eine verunglückte Ratatouille.

Was ist passiert?

Die Sache ereignete sich in Südfrankreich, wo ich mich mit meiner Kollegin Marion für mehrere Wochen zur Arbeit an einem Bericht über Missstände an den neurochirurgischen Abteilungen europäischer Krankenhäuser traf. Wir hatten, um uns konzentrieren zu können, ein abgelegenes Haus gemietet und verschanzten uns dort mit Computern, Büchern und mehreren Ordnern voller Studien. An den Markttagen gingen wir ins nächste Dorf, um einzukaufen.

Wir kochten uns quer durch die südfranzösische Küche, um uns selbst wenigstens kulinarisch zu verwöhnen, wenn wir schon in der Sommerhitze arbeiten mussten. Wir kochten Muscheln mit Roséwein, Ratatouille, Fisch in Salzkruste, Crêpes mit Feigenmarmelade, Olivenkuchen, Huhn mit Fenchel, Aioli und Gemüseauflauf mit Ziegenkäse und ernährten uns sonst von Honigmelonen, Tomatensalat, Nizza- Salat und frischen Feigen.

Streber, denken Sie sich wahrscheinlich jetzt, was für superschlaue Weiber. Vielleicht kommen jetzt noch ein paar abgedroschene Tipps, um wieviel gesünder Biogemüse ist als normales, dass regionale Zutaten besser sind als eingeflogene und bla bla bla...

Und Sie sind schon knapp davor, auch dieses Buch wieder in die Ecke zu werfen oder sich einen Rücksendeschein auszudrucken. Denn Sie haben genug von den vielen Ernährungs- und Fitnessbüchern mit neumalklugen Ratschlägen, Rezepten, Übungen und vielleicht noch Bildern von gestylten Bloggerinnen, die sich im Sportdress bei Sonnenaufgang am Strand räkeln und Yoga-Übungen machen. Sie können es einfach nicht mehr hören und lesen, wie gesund Tomatensalat mit Schaf-, Ziegen- oder sonst welchem Käse ist.

Ich muss zu unserer Verteidigung sagen, dass Marion und ich diese Mahlzeiten einfach nur deshalb wählten, weil sie leicht verfügbar und unkompliziert zuzubereiten waren, und weil sie zum damaligen Zeitpunkt, mitten im Sommer, einfach am bekömmlichsten waren. Für Kalorien- oder Nährwertezählen hätten wir weder Zeit noch Lust gehabt.

Joghurt mit süßen, reifen Feigen aus dem Garten, Brombeeren, die neben der Bushaltestelle wuchsen und Trauben von den benachbarten Weingärten, das war das Allerbeste – so gut, dass sich aufwändige Zubereitungsmethoden erübrigten.

Unsere intensive Arbeit, unsere täglichen kurzen Ausflüge an den Strand und unsere ausführlichen Gespräche sorgten dafür, dass wir darüber hinaus kaum ans Essen dachten.

Dass es auch Menschen gibt, die das ganz anders erleben konnten, wurde uns erst klar, als uns Sabine, eine ehemalige Kollegin, die wir beide sehr mochten, besuchte.

Sabine war etwas übergewichtig und ernährte sich daheim in Wien in erster Linie von allem, was sich liefern ließ. Wenn sie selbst kochte, musste es schnell gehen, deshalb verfügte sie immer über große Vorräte an Fertigprodukten aller Art. Sie wird glücklich sein, bei uns in Frankreich einmal etwas anderes als ihr industriell hergestelltes Zeug zu kriegen, dachte ich.

Da hatte ich mich getäuscht. Zu Beginn dachte ich noch, Sabine würde an einer leichten Verstimmung oder Reisekrankheit leiden, doch diese Symptome – vor allem ein leichter Unmut – steigerten sich binnen kurzer Zeit zu einer ständig üblen Laune, wobei sich ihre Kritik vor allem auf das Essen konzentrierte. Sabine entwickelte klassisches Craving mit allen Begleitsymptomen.

Es war Marion, die mich am dritten Tag von Sabines Besuch darauf aufmerksam machte. „Sie hat einen Entzug", sagte sie. „Schau, wie sie ständig nach etwas Essbarem sucht. Die wirkt wie eine Drogensüchtige."

Sabine konnte sich nie für die Feigen, Melonen, Marillen, Holzofenbaguettes, Oliven und Käsespezialitäten begeistern, die wir vom Markt mitbrachten. Sie brauchte immer etwas aus Plastikflaschen, Alubeuteln oder Konservendosen.

Ich konnte tatsächlich nicht leugnen, dass mich ihr Verhalten nun auch an unsere Patienten im Zentrum für Suchterkrankungen am Wiener Otto-Wagner-Spital erinnerte, die auf der Entzugsstation oder in der Ambulanz auf ihre Entzugsmedikation warteten. Sie waren nervös, unruhig, gereizt, schlecht gelaunt und ausschließlich auf ihren Entzug beziehungsweise ihre Entzugsmedikation fokussiert.

Marion ließ die Sache keine Ruhe. „Ist dir aufgefallen, was sie gestern zum Apero gegessen hat? Statt die Holzofenbaguettes vom Markt zu probieren, hat sie sich auf die Cracker aus dem Plastiksack gestürzt, die von den Vormietern noch da waren. Und alle aufgegessen."

Ein richtiger Apero, die französische Version der kleinen Häppchen vor dem Essen, war das nicht mehr.

Ich dachte, Sabine würde ihre Leidenschaft für unser Essen erst noch entwickeln und würzte für sie extra intensiv. Doch es war schwierig. Egal, wie gut die Lebensmittel waren, die wir ihr servierten, Sabine schien immer auf der Suche nach etwas Verpacktem, industriell Hergestelltem, Bearbeitetem zu sein, das sie dem Essen unterrühren, dazu mischen, drüberstreuen oder notfalls extra essen konnte.

Es fing mit Dosenpfirsichen an, die sie zum Obstsalat aus Feigen, Pfirsichen, Trauben und Minze aß und reichte bis zur Mayonnaise aus der Tube, die sie zum Aperitif mit der Oliven-Tapenade kombinierte.

In einen Nizza-Salat, den Marion zubereitet hatte, einem einfachen Gericht mit Tomaten, Paprika, Zwiebel, harten Eiern, Oliven und Sardellen, kippte sie Mais und Bohnenschoten aus der Dose. Andere Salate, die wir nur mit Olivenöl und Zitronensaft anmachten, „verfeinerte" sie mit „French-Dressing" aus einem Fünf-Liter-Kanister.

Wir kauften Avocados, Zitronen, Knoblauch und Petersilie, um Guacamole für den Apero zuzubereiten. Sie kam uns zuvor, pürierte die Avocados und vermischte sie mit Ketchup und ebenfalls Mayonnaise. „Das schmeckt doch viel intensiver", meinte sie dazu.

In der provenzalischen Tomatensuppe schwammen auf einmal Würstchen aus dem Glas, und unsere gefüllten Auberginen ertränkte sie in Fertig-Sahnesauce aus der Packung.

Dann kam die Sache mit der Ratatouille. Als wir einmal abends vom Strand zurückkamen, wunderten wir uns, weil in der Küche ein Topf am Herd stand. Wir hatten am Vormittag Ratatouille gekocht, die als Beilage zum Fisch am Abend dienen sollte.

Ich stellte die Badetasche ab und ging in die Küche. Wahrscheinlich hatte Sabine Hunger und wollte sich die Ratatouille schon einmal aufwärmen, dachte ich. Doch was einmal ein bunter, südfranzösischer Gemüseeintopf aus Tomaten, Zucchini und Auberginen gewesen war, stand nun als dunkelrote, schäumende Brühe vor mir.

„Oh du meine Güte", sagte ich leise.

„Ich war kreativ", flötete Sabine. „Ich habe das Gemüse etwas aufgepeppt."

Es stellte sich heraus, dass Sabine nicht nur Bohnen aus der Dose, sondern auch die Flüssigkeit der Bohnen ergänzt hatte, was den Schaum erklärte. „Das schmeckt doch viel besser", meinte sie und erzählte, dass sie auch gleich eine Konservendose Ratatouille dazu gegeben hatte. Einmal mehr, „damit der Geschmack intensiver ist".

Sie verstand nicht, warum wir keinen Appetit zeigten. Wir taten so, als wären wir vom Mittagessen noch furchtbar satt und aßen später klammheimlich Brot mit Oliven und Käse. Es war eine heikle Aufgabe, unsere Freundin am nächsten Tag zu bitten, ihre kulinarischen Inspirationen nur noch bei ihren eigenen Mahlzeiten auszuleben. Immerhin gelang es uns, ohne sie zu kränken und unsere Freundschaft mit dieser liebenswürdigen, begeisterungsfähigen und sehr empathischen Frau zu gefährden.

Nach Sabines Abreise beschäftigte ich mich erstmals mit süchtigem Essverhalten. Unter anderem stieß ich auf eine Studie, die Craving beim Essen untersuchte, und stellte fest, dass Sabine kein Einzelfall war. Es scheint sogar der Mehrheit aller Menschen so wie ihr zu gehen:

Bei einer Studie zeigten 58 Prozent von 2.000 Teilnehmern Craving nach mehreren Geschmacksrichtungen, vor allem nach salzig/süß oder salzig/würzig.

Auch Sabines Form der „Kreativität" war eine natürliche und häufige Reaktion. Zu den seltsamsten Kombinationen, die Studienteilnehmer angesichts eines Mangels an kulinarischen Suchtmitteln probiert hatten, gehörten Spaghetti mit Chips, Schokolade mit Shrimps oder Eis mit Pommes frites.

Es gibt dabei zwei Arten von Craving: das chemische Craving und das emotionale Craving.

Das chemische Craving

In der Natur gibt es keine Substanzen, die chemisches Craving in einem Ausmaß wie industriell hergestellte Lebensmittel auslösen können.

Wir werden kaum wegen Äpfeln, Salat, Bananen,
Fleisch oder Milch chemisches Craving entwickeln.

Das bestätigen auch Tierversuche. Ratten zeigten ein unauffälliges Essverhalten, wenn sie unbehandelte Lebensmittel wie Obst bekommen hatten. Wenn sie allerdings industrielle Nahrungsmittel wie *M&Ms* gefressen hatten, entwickelten sie Craving. Sie waren unruhig und nervös, klapperten mit den Zähnen, liefen im Käfig auf und ab und sprangen an die Käfigwände.

Wir Menschen können, ebenso wie die Ratten, Craving nur durch industriell hergestelltes Essen entwickeln. Wir klappern zwar nicht mit den Zähnen und springen nicht im wörtlichen Sinn an die Wände, haben aber ansonsten das gleiche Verlangen nach diesen Nahrungsmitteln.

Generell gilt:

Je raffinierter die Verarbeitung von Lebensmitteln, die wir
regelmäßig essen, ist, je geschmacksintensiver und aromatisierter
sie sind, umso mehr chemisches Craving entwickeln wir.

Sind wir an industriell hergestellte Lebensmittel gewöhnt, sehen wir so wie Sabine „normale", also unverarbeitete Lebensmittel gar nicht mehr.

Woran liegt das?

Die Dopamin-Falle

In ihrem Wettbewerb um Beliebtheit bei den Konsumenten haben Nahrungsmittelkonzerne irgendwann Techniken entwickelt, mit denen sie chemisches Craving auslösen können. In ihrem ureigenen Interesse: Sind die Konsumentinnen und Konsumenten verrückt nach ihren Produkten, klingeln ihre Kassen. Sind sie regelrecht süchtig danach, ist das der Jackpot.

Bei chemischem Craving geht es vor allem um die Art der
künstlichen Inhaltsstoffe und um ihre hohe Konzentration in
„Highly processed foods", den stark verarbeiteten Lebensmitteln.

In einem Artikel aus dem Jahre 2011, der im *New Yorker* erschien, teilte die oberste Chefin von *Pepsi* ganz unverblümt mit, dass sie vorhabe, die Produkte ihres Konzerns chemisch so zu verändern, dass möglichst viele Menschen sie konsumieren.

Es gibt ein Wort dafür: Die Lebensmittelindustrie will ihre Produkte „hyperpalatable" machen. „Hyperpalatable" bedeutet, dass möglichst viele Menschen möglichst viel davon essen oder trinken wollen.

Das Wort „hyperpalatable" ist noch relativ neu und bedeutet schlichtweg, dass etwas sagenhaft gut schmeckt. Allerdings eben nicht von Natur aus, sondern dank zugesetzter Stoffe wie Zucker, Alkohol, Salz, Fett oder Geschmacksverstärkern.

Industrielle Lebensmittel werden dabei immer so konzipiert, dass sie eine möglichst starke Wirkung auf das Belohnungssystem haben. Denn das Belohnungssystem in unserem Gehirn bewirkt eine Ausschüttung des sogenannten „Glückshormons" Dopamin. Dopamin ist eine hormonähnliche Substanz, wir nennen das Neurotransmitter, durch deren Wirkung wir uns gut, im Sinne von motiviert, und glücklich fühlen.

Dopamin wird durch Essen freigesetzt, vor allem durch sehr fettes oder sehr süßes Essen, aber auch durch Sport, Sex, Musik und generell durch alles, was wir als schön empfinden.

Drogen bewirken eine künstlich erhöhte Dopaminausschüttung. So wird zum Beispiel beim Konsum von Heroin im Gehirn 400 Mal so viel Dopamin ausgeschüttet wie bei einem Orgasmus.

Das hier ist keine Kampfschrift gegen die Lebensmittelindustrie, sondern eine Anleitung, die hoffnungslosen Fällen beim Abnehmen hilft. Dabei ist es zunächst allerdings wichtig zu wissen, was uns beim Abnehmen im Weg steht.

Und dabei gilt:

*Mangelnde Disziplin bei der Kontrolle des Essens ist
nicht einfach persönliche Schwäche. Sie ist auch Folge einer
Strategie der Lebensmittelindustrie. Die zielt mit Hilfe neuro-
chemischer Erkenntnisse bewusst darauf ab, unsere Selbstkontrolle außer Kraft zu setzen. Sie stellt Produkte her,
die uns manipulieren wie Drogen.*

Wir essen diese Lebensmittel und können irgendwie nicht mehr damit aufhören. Denn dieser sagenhaft gute Geschmack bewirkt eine Dopaminausschüttung ähnlich wie beim Drogenkonsum.

Gleichzeitig haben diese künstlichen Lebensmittel aber auch die gleichen Nebenwirkungen wie Drogen. Sie bewirken Abhängigkeit und Toleranzentwicklung.

Das Wort „Toleranzentwicklung" bezieht sich auf die ständige Überflutung unserer Dopamin-Rezeptoren mit Dopamin. Irgendwann reduziert der Körper die Empfindlichkeit und die Zahl dieser Rezeptoren. Wir Ärzte sagen dann, der Körper reguliert sie down. Wir könnten auch sagen: Wir werden immer immuner gegen Dopamin und brauchen immer mehr davon.

Normale Nahrung, also natürliche, kann zu unserem täglichen Dopamin-Bedarf bald gar nicht mehr beitragen. Sie wird für unsere Dopamin-Ausschüttung mehr oder weniger irrelevant.

Industriell hergestellte Nahrung vermindert
unser Belohnungsgefühl. Um das auszugleichen,
essen wir immer mehr.

Ein verhängnisvoller Kreislauf, bei dem die Lebensmittel-industrie letztendlich evolutionäre Muster nützt. Denn ausreichend zu essen, ist neben der Fortpflanzung der entscheidende Faktor beim Überleben einer Spezies. Die Evolution hat deshalb nicht allein auf Hunger und das Sättigungsgefühl vertraut, sondern Essen über das Dopamin auch mit Glücksgefühlen verknüpft.

Die Evolution hatte nicht damit gerechnet, dass Nahrungsmittel irgendwann so leicht verfügbar sein werden, dass sie ein Zuviel davon besser mit Unglücksgefühlen verknüpfen sollte. Schon gar nicht hatte sie damit gerechnet, dass uns Konzerne aus einst für die Menschheit überlebenswichtigen evolutionären Strategien einmal eine Falle bauen würden.

Kontrollverlust durch freie Radikale

Industriell hergestellte Lebensmittel wirken nicht nur besonders stark auf unser Belohnungssystem. Sie greifen unser Gehirn und damit unsere Selbstkontrolle auch noch auf einer anderen Ebene an.

Dabei geht es um die gesättigten Fettsäuren in industriell hergestellten Nahrungsmitteln.

Studien zeigen, dass gesättigte Fette im Gehirn vermehrt freie Radikale freisetzen und damit Entzündungsreaktionen begünstigen. Außerdem reduzieren sie die Bildung eines Proteins, das für die Fähigkeit des Gehirns, sich zu verändern und an die jeweiligen Gegebenheiten anzupassen, sowie für die Erinnerung wichtig ist.

Wozu führt das?

In einer Studie bekamen Nagetiere Futter mit einem hohen Anteil an gesättigten Fettsäuren. In MRT-Untersuchungen waren bereits ein bis drei Tage nach der Futterumstellung Entzündungsreaktionen im Hypothalamus erkennbar.

Der Hypothalamus ist eine Überwachungsstation im Gehirn, die Werte wie Körpertemperatur, Wasserhaushalt, Kreislauffunktionen, Atmung oder Blutzuckerwerte kontrolliert.

Die Nagetiere mit dem entzündeten Hypothalamus nahmen rasch an Gewicht zu.

Ähnliche Ergebnisse brachten MRT-Untersuchungen des Gehirns übergewichtiger Menschen. Auch ihr Hypothalamus zeigte entzündliche Veränderungen.

Forscher vermuten nun, dass diese entzündlichen Veränderungen einen Kontrollverlust zur Folge haben.

Das bedeutet:

Die gesättigten Fettsäuren in industriell hergestellten Lebensmitteln bewirken, dass wir weniger gut bestimmen können, was wir essen, wieviel wir essen und wann wir wieder aufhören zu essen.

Noch drei Fallen der Lebensmittelindustrie

Die Lebensmittelindustrie hat noch drei aus ihrer Sicht geniale Methoden entwickelt, wie sie ihre Produkte „hyperpalatable" machen kann.

Erstens. Viele industriell hergestellte Nahrungsmittel weisen ein Ungleichgewicht zwischen Omega 3- und Omega 6-Fettsäuren auf. Damit gehen ebenfalls Entzündungen im Hypothalamus und eine Neigung zum Kontrollverlust einher.

Zweitens. Der hohe Glykämische Index (GI) industriell hergestellter Lebensmittel schwächt ebenfalls die Selbstkontrolle beim Essen. Der den meisten Diät-Profis schon bekannte GI ist ein Maß für die Wirkung eines kohlenhydrathaltigen Lebensmittels auf den Blutzuckerspiegel. Je höher der GI, desto mehr treibt uns unser Blutzuckerspiegel beim Essen sozusagen vor uns her. Zuerst steigt er, und wenn er ebenso rasch wieder fällt, fühlen wir uns „unterzuckert" und brauchen sofort Nahrungsnachschub.

Drittens. Die Lebensmittelindustrie sorgt für eine möglichst hohe Geschwindigkeit, mit der unser Körper ihre Produkte aufnehmen kann. Sie hält zu diesem Zweck den Wasser-, Eiweiß- und Fasergehalt der Lebensmittel absichtlich niedrig. Rasche Aufnahme bedeutet ebenfalls einen raschen Blutzuckeranstieg und damit ein höheres Suchtpotenzial.

Dirty Drugs

In amerikanischen Studien ergab sich folgende „Hitliste" von Lebensmitteln, die chemisches Craving auslösen können:

1. Milchschokolade	6. Chips
2. Eiscreme	7. Kuchen
3. Pommes frites	8. Popcorn
4. Pizza	9. Cheeseburger
5. Kekse	10. Muffins

Unter Dirty Drugs, also schmutzigen Drogen, verstehen wir Substanzen, die im Gehirn an verschiedene molekulare Bindestellen oder Rezeptoren andocken und Dinge mit uns machen, die wir nicht wollen.

Sie haben eben gesehen, dass stark verarbeitete, industriell hergestellte Lebensmittel aufgrund ihrer Inhaltsstoffe genau das tun.

Sie verändern beziehungsweise beeinflussen verschiedene Regionen Ihres Gehirns und haben viele Wirkungen aber auch Nebenwirkungen.

Sie erfüllen damit im Grunde alle Kriterien für sogenannte Dirty Drugs, weshalb wir sie in diesem Buch auch wie solche behandeln.

Dunkle Geheimnisse

Vielleicht legen Sie das Buch nun zur Seite, lehnen sich zurück und denken nach. Wobei Ihnen ein paar „dunkle Geheimnisse" Ihres Lebens einfallen – Geheimnisse, die Sie vielleicht bisher sogar vor sich selbst zu verbergen versucht haben. Doch jetzt auf einmal sehen sie nicht mehr aus wie peinliche persönliche Schwächen, die nur Sie allein haben, sondern wie Effekte, die eine profitorientierte Milliardenindustrie bewusst hervorruft und deren Folgen Sie mit hunderten Millionen anderer Menschen teilen.

Vielleicht erinnern Sie sich an Urlaube, bei denen Sie mit dem Auto in einsamen Gegenden unterwegs waren und einiges an Chips und Cola dabeihatten, bloß damit Ihnen nichts fehlen würde. Sie haben auch ziemlich viel davon gegessen, was Ihnen vor Ihrer mageren Reisebegleiterin immer ein bisschen unangenehm war. Sie hätten es am liebsten heimlich getan, als handle es sich tatsächlich um illegale Substanzen.

Vielleicht mussten Sie einen Vortrag vor Kollegen oder auf einer Tagung halten und haben vor lauter Stress beim Lunch davor innerhalb weniger Minuten Essen mit mehr als 4.000 Kalorien (eine Portion Wiener Schnitzel mit Bratkartoffeln hat 840 Kalorien) in sich hineingestopft.

Oder ihr Freund wollte Sie beim Abnehmen unterstützen und hatte für Sie ein tolles Gericht nach Paleo-Art gekocht. Es hat Ihnen auch tatsächlich gut geschmeckt. Sie haben ausreichend gegessen, unter anderem auch viel Salat. Später waren Sie sogar noch im Fitnessstudio und haben sich danach wirklich wohl gefühlt. Sie waren stolz auf sich.

Am Heimweg vom Fitnessstudio kam dann allerdings die Attacke. Sie sind extra einen Umweg gefahren, um bei *McDonald's* stehenzubleiben, wo Sie zwei Menüs auf einmal gegessen haben.

Das alles waren keine glorreichen Momente für Sie. Aber Sie haben diese Momente bisher wahrscheinlich falsch als reine persönliche Schwäche interpretiert. Was da in Ihnen vorgeht, ist im Grunde ganz normal. Sie reagieren sozusagen nach Plan, bloß ist es nicht Ihr Plan, sondern jener der Lebensmittelindustrie.

Anders ausgedrückt:

Niederlagen beim Umsetzen Ihres Ernährungsplans lassen sich vermeiden, aber nicht allein durch eisernes Widerstehen. Bei diesem Versuch werden Sie regelmäßig an Ihre Grenzen kommen und sie ebenso regelmäßig überschreiten. Sie brauchen vielmehr einen neuen Plan. Ihren eigenen.

Ganz ehrlich: Haben Sie nicht ohnedies schon immer vermutet, dass bestimmte Lebensmittel Suchtpotenzial haben? Auch damit sind Sie nicht allein. Laut Studien glauben das 86 Prozent der Bevölkerung.

Es geht also darum, das Suchtpotenzial von Lebensmitteln nicht mehr bloß als diffuse Möglichkeit, sondern als Faktum zu betrachten und die richtigen Konsequenzen daraus zu ziehen.

Womit Sie auch endgültig keinen Grund mehr haben, sich für Ihr Übergewicht zu schämen. Dazu haben wir eine interessante Analyse aus dem Jahr 2014 gefunden: Sie ergab, dass das individuelle und kollektive Erkennen des Suchtpotenzials von Essen die Scham und die Stigmatisierung von Übergewichtigen senkt. Wir finden: zu Recht!

Denken Sie also bitte daran:

Ihr Übergewicht ist nicht allein die Folge von Willensschwäche, die Sie sich selbst vielleicht vorwerfen, oder Ihre mangelnde Konsequenz. Das Problem liegt nicht ausschließlich in Ihrer Verantwortung.

Frankreich zum Beispiel ist ein Land, das lange berühmt war für seine Essenskultur und für die Qualität seiner Lebensmittel.

In Frankreich war es üblich, mehrere Gänge zu essen, das Essen zu kultivieren und sich viel Zeit dafür zu nehmen. Die Anzahl der *McDonald's*-Filialen als Symbol für den Sieg der Gier über den Genuss lag lange weit unter dem europäischen Schnitt, ebenso die Anzahl an Übergewichtigen.

Das kam nicht von ungefähr. Viele Gemeinden versuchten, Fast-Food-Filialen mit gesetzlichen Bestimmungen zu verhindern. Nachdem die Gerichte diesen Versuchen eine Absage erteilt hatten, stieg nicht nur die Zahl der französischen *McDonald's*-Filialen, sondern auch die der Übergewichtigen. Sie entspricht jetzt dem europäischen Schnitt.

Was einen weiteren Zusammenhang zwischen Essverhalten und Suchtverhalten zeigt: Die Verfügbarkeit des Sucht-

beziehungsweise Nahrungsmittels spielt eine entscheidende Rolle.

*Vielmehr als in unserer alleinigen persönlichen Verantwortung
liegt das Problem darin, dass wir zunehmend den falschen Lebensmitteln ausgesetzt sind. Die Industrie entwirft sie absichtlich so,
dass sie ein Suchtpotenzial wie Drogen haben. Sie verursacht durch
die Auswahl der Inhaltsstoffe absichtlich chemisches Craving
bei ihren Kunden. Und sie sorgt dafür, dass ihre Produkte überall
schnell, billig und unkompliziert verfügbar sind.*

Ehe wir Ihnen erklären, mit welchen Methoden Sie das
Craving überwinden, der Nahrungsmittelindustrie ein
Schnippchen schlagen, die Kontrolle über Ihr Essverhalten
zurückgewinnen und damit Ihrer Traumfigur näherkom-
men, sollten Sie sich neben dem chemischen Craving die
zweite Form des Cravings vertraut machen.

Das emotionale Craving

Wir brauchen eine gewisse Anspannung in uns, um die täglichen Herausforderungen zu bewältigen. Diese Anspannung verändert sich im Laufe des Tages immer wieder. Wird
die Anspannung zu hoch, nennen wir sie Stress.

An dieser Stelle ist es uns wichtig zu betonen, dass
Stressfaktoren sehr subjektiv sein können. Nicht nur ein
vollgestopfter Terminkalender kann Stress bewirken. Auch
Schicksalsschläge, Einsamkeit oder Langeweile können die

innere Anspannung auf ein Ausmaß steigern, das rasch sehr unangenehm werden kann.

Übrigens kann auch eine Diät Stress auslösen. „Eine Diät mit einer sehr niedrigen Kalorienzufuhr ist, als würden Sie eine Waffe laden", sagte die Psychologin Ashley Gearhardt in einem Vortrag. „Sie sind durch so eine strenge Diät super gestresst und überempfindlich."

Was sich anhand vieler Beispiele bestätigen ließe. So wandert eine meiner Freundinnen regelmäßig in der Steiermark, und zwar in der Nähe einer Rehabilitationsklinik, die übergewichtige Menschen zu strengen Abnehmkuren stationär aufnimmt. Wenn sie mit dem Bus daran vorbeifährt, kommt es vor, dass zusteigende Fahrgäste den Fahrer total gestresst fragen, wo die nächste Konditorei ist. Während der Fahrt sehen manche von ihnen aus, als würden sie tatsächlich gleich die Buswände hochspringen.

Genauso gut können Stress auch Wohnungen auslösen, in denen wir uns nicht wohlfühlen, Nachbarn, die lärmen, unfreundliche Bankmitarbeiter, Abendnachrichten, die Sorgen machen oder Ähnliches.

Was dem einen vielleicht gleichgültig ist, kann in anderen eine enorme Bildung von Stresshormonen bewirken. Wenn Sie abnehmen wollen, ist das wichtig für Sie. Denn es gilt:

Jede Art von Stress kann sich auf unser
Essverhalten auswirken.

Wie geht das?

Der Grund liegt wieder in unserem Dopaminhaushalt. Viel Stress erhöht unseren Bedarf an Dopamin. Dieser Zusammenhang bewirkt, dass Stresssituationen automatisch emotionales Craving auslösen. Wir wollen bei Stress essen, um uns zu belohnen.

Wenn wir gestresst sind, wodurch auch immer, sorgt unser Gehirn dafür, dass unser Verlangen nach Dopaminausschüttungen steigt. Ist dieses Verlangen bei uns mit Essen verknüpft, dann essen wir eben.

Das hinterhältige Suchtgedächtnis

Aber ich leide oft unter Craving, wenn ich zuhause bin und mir einen gemütlichen Abend machen will, also wenn ich gerade keine Spur von Stress empfinde, denken Sie sich jetzt vielleicht. Beim letzten Mal überlegten Sie ganz entspannt, was Sie sich im Fernsehen ansehen könnten, und schon ging es los mit den Gedanken ans Essen. Das Craving wurde immer stärker. Bis Sie an nichts anderes mehr denken konnten.

Was ist schuld daran?

An dieser Stelle müssen wir Ihnen kurz erklären, was das Suchtgedächtnis ist.

Darunter verstehen wir bestimmte Gedächtniszellen in einem Teil unseres Gehirns, die bestimmte Reize sofort mit einer Befriedigung bestimmter Bedürfnisse in Verbindung bringen.

Was heißt das jetzt?

Unser Gehirn verknüpft bestimmte Menschen, Orte, Gerüche, Situationen, Musikstile oder Bilder mit Essen. Wenn wir mit diesen Menschen, Orten, Gerüchen, Situationen, Musikstilen oder Bildern konfrontiert sind, wollen wir allein deshalb essen. Craving entsteht dabei scheinbar ohne jeden Anlass.

Sie treffen einen bestimmten Freund oder Bekannten immer zum Essen? Eine bloße Begegnung mit ihm, auch in ganz anderem Zusammenhang, kann Ihr Suchtgedächtnis aktivieren und Craving auslösen.

Sie besuchen ein bestimmtes Café gewöhnlich wegen seiner phantastischen Crêpes? Ein Besuch dort, zum Beispiel wegen eines beruflichen Treffens am Nachmittag, bei dem nur Kaffee und Wasser vorgesehen sind, kann Craving auslösen. Selbst dann, wenn Sie gerade gegessen haben.

Sie lieben klassische Musik und hören beim Abendessen am liebsten Mozart? Wenn Sie in einem Aufzug mit einer seiner 626 wundervollen Kompositionen beschallt werden, kann das Craving auslösen.

Die einzige Möglichkeit, das Suchtgedächtnis zu überlisten, besteht darin, allem, das es aktivieren könnte, aus dem Weg zu gehen. Indem wir zum Beispiel unseren Heimweg von unserem Job so wählen, dass wir ganz bestimmt nicht an dieser einen Gelateria vorbeikommen, wo wir doch im Sommer immer... und eigentlich auch im Frühjahr schon und spät im Herbst noch...

Beharrliche Aufmerksamkeit ist hier gefragt. Denn das Suchtgedächtnis lässt sich nicht ganz löschen. Selbst Kindheitserinnerungen, die wir mit Essen verknüpfen, können Craving auslösen.

Unser Suchtgedächtnis bleibt lebenslang bestehen.
Wir können nur darauf achten, es nicht zu aktivieren.

Emotionales Craving kann alle Lebensmittel betreffen

Einen wichtigen Unterschied zum chemischen Craving gibt es noch. Es betrifft nicht nur industriell hergestellte Lebensmittel.

Um es anhand eines Beispiels zu erklären: Ronald *(Name geändert)*, den ich durch meine Buchpublikationen im Verlagswesen kennengelernt habe, hat viele Jahre lang versucht, sein Craving zu überwinden. Er bezeichnet sich selbst als „Suchtmenschen", also als jemanden, der leicht in etwas „hineinkippt" und diesem Laster dann auch exzessiv frönt – egal ob es Rauchen, Trinken oder zu viel essen ist.

Weil in seiner Familie die Suchtmenschen immer früh starben, während die anderen ziemlich alt wurden, kämpfte er gegen diese Prägung an. Inzwischen hat er es tatsächlich geschafft. Er hält seit vier Jahren einen selbst entwickelten Ernährungsplan ein, der ziemlich genau festlegt, wann er was isst und wie viel davon. Mit scheinbar großer „Disziplin". Weshalb ich mehrmals mit ihm über dieses Buch gesprochen habe.

Bis Ronald irgendwann mehr oder weniger intuitiv zu den richtigen Methoden griff, kämpfte er schwer gegen sein Craving an. Zunächst verstand er das Problem mit den Tricks der Lebensmittelindustrie und schaffte es tatsächlich nach einer Weile, industriell hergestellte Lebensmittel im Wesentlichen zu vermeiden.

Sein Craving wurde schwächer, aber es war nicht weg. Es war immer noch stark genug, um ihn regelmäßig zu überfordern.

Er aß daraufhin immer „natürlicher" und verzichtete etwa auch auf Gewürze oder Öle wie Olivenöl.

Das Craving blieb.

„Ich glaube, wenn ein Mensch wie ein asiatischer Mönch nur noch Reis und gekochtes Gemüse isst, entwickelt er auch danach noch Craving", sagte er bei einem unserer Gespräche.

Ein anderes Mal erzählte er mir, dass er grundsätzlich gute Erfahrungen mit Zitronenwasser gemacht hatte: Der Saft von zwei Zitronen, aufgelöst in einem halben Liter Leitungswasser. Das habe er tagsüber im Büro getrunken, um etwas gegen seine Craving-Attacken in der Hand zu haben. Irgendwann stellte er fest, dass er morgens, wenn er das Büro betrat, sogar Craving nach diesem Zitronenwasser empfand.

Er dachte, es könnte am Fruchtzucker liegen.
In Wirklichkeit ist das emotionales Craving.
Davor sind nicht einmal Mönche sicher.

DIE CRAVING-ANALYSE

*Wie Sie feststellen können, wie stark Ihr Craving ist und
ob Sie beim Essen zu Suchtverhalten neigen.*

In der Suchtmedizin gibt es sogenannte Craving-Skalen, die zeigen, was bei welchen Betroffenen zu wie starkem Craving führt. Wir haben für Sie eine Skala aus Amerika gefunden, die sich mit dem Craving nach Essen beschäftigt. Diese wurde von Herr Meule und seinem Team ins Deutsche übersetzt und auch validiert, also überprüft. Dankenswerterweise hat er uns die Erlaubnis gegeben, seine Skala in unserem Sachbuch zu verwenden.

Craving ist oft mit intensiven Gefühlen und nicht immer logisch nachvollziehbaren Gedanken und Handlungen verbunden. Auf den folgenden beiden Seiten erfahren Sie, wie sehr Craving Teil Ihres Problems mit dem Essen ist.

Es handelt sich dabei um einen Test und es gibt am Schluss auch ein Ergebnis, aber nur dann, wenn Sie ein wirklich starkes Craving haben, denn der Test will ja vergleichbar mit Suchtmitteln sein. Unabhängig davon, ob Sie für ein Craving mit Suchtcharakter ausreichende Punkte haben, so können sie jedenfalls erkennen, wie unterschiedlich Craving sein kann und was es in Ihnen auslösen kann, und Sie können überprüfen, was Craving schon mit Ihnen gemacht hat.

Wir haben hier für Sie eine Liste von 15 Aussagen zusammengestellt, die Gefühle, Gedanken, Wünsche, Versuchungen und Gelüste in Bezug auf Nahrungsmittel und Essen beschreiben. Bitte markieren Sie, wie sehr diese Aussagen auf Sie zutreffen, beziehungsweise wie häufig Sie auf diese Weise denken und fühlen.

Frage	Aussage
1	Wenn ich starkes Verlangen nach etwas habe, weiß ich, dass ich nicht mehr aufhören kann zu essen, wenn ich erst einmal angefangen habe.
2	Wenn ich das esse, wonach ich starkes Verlangen verspüre, verliere ich oft die Kontrolle und esse zu viel.
3	Wenn ich starkes Verlangen nach bestimmten Lebensmitteln verspüre, denke ich ausnahmslos darüber nach, wie ich das bekomme, was ich essen will.
4	Ich habe das Gefühl, dass ich die ganze Zeit nur Essen im Kopf habe.
5	Ich ertappe mich dabei, wie ich mich gedanklich ständig mit Essen beschäftige.
6	Immer wenn ich ein starkes Verlangen nach bestimmten Nahrungsmitteln spüre, merke ich, dass ich gleich plane, etwas zu essen.
7	Ich verspüre ein starkes Verlangen nach bestimmten Nahrungsmitteln, wenn ich mich gelangweilt, wütend oder traurig fühle.
8	Ich habe nicht die Willenskraft, meinen Essensgelüsten ernsthaft zu widerstehen.
9	Wenn ich einmal anfange zu essen, fällt es mir schwer, wieder aufzuhören.
10	Ich kann nicht aufhören über das Essen nachzudenken, wie sehr ich mich auch bemühe.
11	Wenn ich dem starken Verlangen nach bestimmten Nahrungsmitteln nachgebe, verliere ich jegliche Kontrolle.
12	Immer wenn ich starkes Verlangen nach bestimmten Lebensmitteln verspüre, denke ich solange ans Essen bis ich tatsächlich esse.
13	Wenn ich starkes Verlangen nach bestimmten Nahrungsmitteln verspüre, verzehren mich die Gedanken daran, diese zu essen.
14	Meine Emotionen bringen mich oft dazu, etwas essen zu wollen.
15	Wenn sich appetitliche Nahrungsmittel in meiner Reichweite befinden, fällt es mir schwer, der Versuchung zu widerstehen.

Meule et al 2014: A short version of the Food Cravings Questionaire - Trait:
The FCQ-T -reduced

Nie	Selten	Manchmal	Oft	Fast immer	Immer
1	2	3	4	5	6
1	2	3	4	5	6
1	2	3	4	5	6
1	2	3	4	5	6
1	2	3	4	5	6
1	2	3	4	5	6
1	2	3	4	5	6
1	2	3	4	5	6
1	2	3	4	5	6
1	2	3	4	5	6
1	2	3	4	5	6
1	2	3	4	5	6
1	2	3	4	5	6
1	2	3	4	5	6
1	2	3	4	5	6

Bitte lesen Sie auch die Aussagen in der folgenden Tabelle und überlegen Sie, ob es Ihnen auch schon so ergangen ist. Wenn ja, machen Sie bitte einen Haken bei der betreffenden Aussage.

Auswertung: Zählen sie alle Punkte zusammen. Wenn sie mehr als 50 Punkte haben, dürfte Ihr Craving so stark sein, dass es sehr schwer ist, diesem zu widerstehen. Je höher der Wert, desto mehr trifft dies zu. Je niedriger unter 50 Ihr Wert ist, desto geringer dürfte das Ausmaß Ihres Cravings sein.

Wie auch immer Sie sich am Ende einschätzen: Sie sind, wie gesagt, nicht süchtig. Wir haben es bereits gesagt, aber hier zur Sicherheit noch einmal im gleichen Wortlaut:

Keine Sorge. Mit Ihnen ist alles in Ordnung. Bloß ist es durch die Diäten, die Sie bereits gemacht haben, und durch bestimmte Nahrungsmittel, die Sie gegessen haben, in Ihrem Gehirn zu Veränderungen von Nervenzellen und Neurotransmittern gekommen, die Ihr Verlangen nach Essen auslösen und verhindern, dass Sie auch nur die winzigste Einschränkung aushalten. Wir können Ihnen dabei helfen, diese Veränderungen, die Ihnen aktuell noch ziemliche Probleme bereiten, so gut wie möglich rückgängig zu machen.

AUSSAGE ZU CRAVING

KENNE ICH GUT

WENN ICH MIT JEMANDEM ZUSAMMEN BIN, DER GERADE ISST,
DANN MACHT MICH DAS AUCH LEICHT HUNGRIG.

☐

ICH HASSE ES, WENN ICH LUST AUF EINE SCHOKOLADE, EIN KÜHLES, CREMIGES EIS,
KNUSPRIGE CHIPS, EINEN SAFTIGEN BURGER... HABE UND ES DANN NICHT SCHAFFE, MICH ZU
BEHERRSCHEN UND MEINEM VERLANGEN NACHGEBE.

☐

MANCHMAL ESSE ICH EINFACH NUR, UM MICH BESSER ZU FÜHLEN.

☐

ES KOMMT MIR DANN SO VOR, ALS OB MEIN KÖRPER NACH
DIESEM NAHRUNGSMITTEL GERADEZU VERLANGEN WÜRDE!

☐

ICH WERDE DANN SO HUNGRIG, ALS OB MEIN MAGEN EIN FASS OHNE BODEN WÄRE.

☐

ESSEN BERUHIGT MICH EINFACH.

☐

MANCHMAL ERTAPPE ICH MICH DABEI, DASS ICH MIT OFFENEN AUGEN
VOR MICH HINTRÄUME UND AN EINES MEINER LIEBLINGSESSEN DENKE.

☐

IMMER WENN ES EIN BUFFET GIBT, ESSE ICH AM ENDE MEHR ALS ICH GEBRAUCHT HÄTTE.

☐

WENN ICH MIT JEMANDEM UNTERWEGS BIN, DER VIEL ISST, DANN ESSE ICH GEWÖHNLICH
AUCH RECHT VIEL.

☐

WENN ICH AN MEIN LIEBLINGSESSEN DENKE, DANN LÄUFT MIR GLEICH DAS WASSER IM MUND
ZUSAMMEN.

☐

WENN ICH TOTAL GESTRESST BIN, DANN KOMMT OFT EIN STARKES VERLANGEN,
ETWAS FEINES (SCHOKOLADE, CHIPS...) ZU ESSEN.

☐

WENN ICH DAS ESSE, WAS MIR FREUDE MACHT, BIN ICH WENIGER DEPRIMIERT.

☐

WENN ICH MICH GERADE SEHR AUFGEREGT HABE, BERUHIGT ES MICH,
WENN ICH DANN XYZ ESSE.

☐

ANTI-CRAVING-TIPPS

Was Sie gegen chemisches und emotionales Craving tun können,
um die Kontrolle über Ihre Konsumentscheidungen zu bewahren.

Wie wir eben gezeigt haben, gibt es zwei Arten von Craving:
chemisches Craving und emotionales Craving. Dementsprechend brauchen wir unterschiedliche Techniken, um
dagegen vorzugehen.

Wie Sie chemisches Craving
in den Griff kriegen

Sie haben den in diesem Zusammenhang wichtigsten
Punkt, den Sie unbedingt verinnerlichen müssen, in diesem
Buch bereits gelesen:

> *Natürliche Lebensmittel lösen kaum*
> *chemisches Craving aus.*

Deshalb ist es unerlässlich, dass industrielle Nahrungsmittel, die Craving fördern, früher oder später aus Ihrem Leben
verschwinden. Wir in der Suchtmedizin sprechen in diesem
Zusammenhang von „Ausschleichen" und „Absetzen".
   Wir vermeiden generell kalte Entzüge, egal, um welche
Substanzen es sich handelt. Wir arbeiten mit Substitutionsmedikamenten, die Drogen ersetzen, und reduzieren diese

gemeinsam mit den Patienten langsam. So kann sich der Körper stufenweise darauf einstellen. Die Erfahrung zeigt, dass die Gefahr eines Rückfalls umso größer ist, je abrupter die jeweiligen Substanzen abgesetzt werden.

Ich will aber keine langsamen Prozesse, sondern schnelle Erfolge, denken Sie sich jetzt vielleicht, und das ist auch logisch und verständlich. Viele unserer Suchtpatienten kommen ebenfalls mit sehr großem Ehrgeiz zu uns und würden ihre jeweiligen Substanzen lieber heute als morgen komplett absetzen.

Ein paar Dinge sprechen dafür. Zum Beispiel werden industriell hergestellte Lebensmittel, auch wenn Sie weniger davon essen und sie allmählich durch natürliche ersetzen, weiterhin Craving bei Ihnen auslösen.

Manche Experten setzen deshalb sehr wohl auf den „kalten Entzug". Sie halten es für leichter, auf alle industriellen Lebensmittel gleichzeitig zu verzichten und sich auf einige Tage mit unangenehmen Entzugserscheinungen wie Unruhe, Kopfschmerzen, Heißhunger, Depressionen, Ängste, Müdigkeit, Kraftlosigkeit und so weiter einzustellen.

Es gibt sicher Persönlichkeiten, für die der kalte Entzug die richtige Methode ist.

Fragen Sie sich bitte: Wie realistisch ist es, dass Sie den kalten Entzug schaffen?

Bedenken Sie dabei: Ihr Gehirn hat durch Ihre bisherige Ernährung Veränderungen vollzogen, die sich nicht innerhalb eines Tages rückgängig machen lassen.

Fragen Sie sich auch: Können Sie den bei dieser Umstellung anfallenden Aufwand wie Ernährungsplanung, Einkäufe oder Vorkochen wirklich von heute auf morgen in Ihr Leben integrieren?

Sie werden in diesem Buch später noch lernen, einen Umstellungsplan für Ihr Konsumverhalten zu entwerfen. An der stationären Abteilung in unserem Suchtzentrum wenden wir dafür die schon eingangs erwähnten 28 Tage auf. Diese Zeit schlagen wir unseren Patientinnen und Patienten vor, um „clean" zu werden. Genau diese Zeit schlagen wir auch Ihnen vor, um süchtig machende Lebensmittel auszuschleichen.

Gute Drogen statt Dirty Drugs

Was genau können Sie jetzt also tun? Verarbeitete Lebensmittel sind schlecht, Süßigkeiten sind schlecht, Fast Food ist schlecht, das Kebab am Heimweg ist schlecht, ebenso wie die Erdbeerschnitte aus der Bäckerei, von der Sie ebenfalls nicht genau sagen können, was drin ist. Natürliche Nahrungsmittel sollen Sie essen, um chemisches Craving zu vermeiden. Das erscheint Ihnen inzwischen auch verständlich und logisch.

Dennoch haben Sie das Gefühl, dass Ihnen alle Lebensmittel, die Sie bisher gerne mochten, entgleiten, und das ist kein gutes Gefühl. Sie haben den Eindruck, bald nur noch grünen Salat und rohes Gemüse essen zu dürfen, und bekommen Angst.

Sie bekommen diese Angst zu Recht!

Diese Angst, die Sie jetzt erfüllt, ist ein ganz natürliches,
normales und in mancher Hinsicht auch gesundes Gefühl.

Denn an und für sich ist es nicht gut, Essgelüste verbissen kontrollieren zu wollen. Mehrere Studien belegen, dass Teilnehmer, die besonders verbissen um Kontrolle bemüht waren, am Ende besonders viel gegessen haben.

Craving wird umso stärker,
je verbissener wir es zu bekämpfen versuchen.

Wichtig ist es daher, dass Sie sich darauf konzentrieren, was Sie essen dürfen, anstatt darüber zu jammern und zu lamentieren, was für Ihren Körper nicht gut ist oder wie sehr Sie sich einschränken müssen. Gehen Sie es positiv an und legen Sie den Fokus darauf, was Sie mögen und was Ihrem Körper guttut.

Doch woher soll ich wissen, was meinem Körper guttut? Das fragen Sie sich jetzt vielleicht.

Da Sie dieses Buch, das sicher keines für Diät-Anfänger ist, gekauft haben, sind wir davon überzeugt, dass Sie schon über einiges Wissen über Ernährung verfügen. Grundsätzlich ist Vollkornmehl dem weißen Mehl vorzuziehen, Fisch dem Fleisch, Gemüse ist gut, regional ist gut, bio ist gut, und so weiter. Füllen Sie mit diesem Wissen bitte das folgende Arbeitsblatt aus.

WAS ESSE ICH GERNE, DAS GUT FÜR MEINEN KÖRPER IST?

1 _____

2 _____

3 _____

4 _____

5 _____

6 _____

7 _____

8 _____

9 _____

10 _____

Dieses Arbeitsblatt ist wichtig, weil wir von jeder Menge Verzichts-Gerede dauerbeschallt sind. Wir lehnen uns unbewusst dagegen auf. Aus gutem Grund, wie wir glauben. Dieser Grund ist die gerade von Diät-Gurus oft unbeachtete

psychologische Reaktanz.

Unter psychologischer Reaktanz verstehen wir eine Abwehrreaktion als Widerstand gegen Einschränkungen. Diese kann durch psychischen Druck ausgelöst sein. Zum Beispiel durch Druck, den wir uns selbst machen, aber auch durch Argumente oder Drohungen von wohlmeinenden Angehörigen oder Ärzten.

Jede Einschränkung von Freiheitsspielräumen kann zu psychologischer Reaktanz führen. Ein Beispiel hierfür sind Schüler, die sich absichtlich zuckerhaltige Getränke im Supermarkt kaufen, nachdem der Getränkeautomat in der Schule aus gesundheitlichen Gründen entfernt wurde – obwohl diese Schüler zuckerhaltige Getränke eigentlich gar nicht mögen.

Psychologische Reaktanz ähnelt dem Trotz.
Das Verbotene bekommt einen besonderen Reiz.

Typisch bei der psychologischen Reaktanz ist eine Aufwertung der eliminierten Alternative. Gerade diejenigen Freiheiten, die einem Menschen genommen wurden (zum Beispiel bestimmte Nahrungsmittel), erlebt er nun als besonders wichtig (auch wenn sie ihm vorher eher egal waren).

Reaktantes Verhalten besteht also darin, gleichsam verbotene Handlungen nun erst recht auszuführen. Auf diese Weise möchte die betreffende Person diese Freiheiten gleichsam erzwingen. Sie hat so das beruhigende Gefühl, die Kontrolle über ihr Leben zurückzuerlangen.

Mit einem Wort:

Verbote erhöhen die Attraktivität.

Vor diesem Reflex ist niemand sicher.

Es ist deshalb umso wichtiger für Sie, die Ernährungsumstellung immer von der positiven Seite zu sehen. Auf diese Art bewahren Sie am ehesten das Gefühl der Freiwilligkeit und tricksen damit Ihre *psychologische* Reaktanz aus.

Notieren Sie im folgenden Arbeitsblatt Ihre Vorschläge, welche Nahrungsmittel Sie durch Alternativen, die für Ihren Körper besser sind, ersetzen könnten, wie Sie herkömmliche, schlechte Nahrungsmittel sozusagen upgraden können.

AUFWERTUNG (UPGRADE) MEINER NAHRUNG

HERKÖMMLICHE NAHRUNG	UPGRADE-VARIANTE
1 COLA/FANTA...	MINERALWASSER MIT EINEM SCHUSS ZITRONE, MINZE...
2	
3	
4	
5	
6	
7	
8	
9	
10	

Vielleicht ist Ihnen schon aufgefallen, dass wir bisher den Ausdruck „gesund" vermieden haben. Wir tun das, weil das Wort alles andere als beliebt ist.

Das Wort „gesund" ist bei vielen Menschen mit sehr negativen Emotionen verknüpft. Man könnte auch sagen, dass es ein sogenanntes „Hass-Wort" geworden ist.

Auch Studien haben gezeigt, dass Menschen identische Müsliriegel unterschiedlich einschätzen, wenn sie ihnen als „mit Schokolade" oder als „gesund" angeboten werden. Wenn „mit Schokolade" darauf steht, finden Testpersonen die Riegel wohlschmeckender und sättigender.

Stellen Sie sich nicht vor, dass Ihre neuen Lebensmittel „gesund" sind, sondern stellen Sie sich vor, wie gut sie Ihrem Körper tun und wie sehr Sie ihn heilen.

Noch ein Tipp zur Auswahl Ihrer neuen Lebensmittel. Sie haben bestimmt schon von den Vorteilen der mediterranen Ernährung mit viel Fisch und Gemüse gehört. Von diesen Vorteilen können Sie jetzt auch profitieren.

Es hat sich gezeigt, dass Studienteilnehmer, die bei Ernährungsumstellungen auf mediterrane Ernährung setzten, ihre neue Ernährung am ehesten beibehalten.

Sie wissen ja bereits, dass die Lebensmittelindustrie absichtlich möglichst wenig Wasser, Fasern und Eiweiß für Lebensmittel verwendet, um deren Suchtpotenzial zu erhöhen. Warum nützen Sie dieses Wissen jetzt nicht einfach, um genau diese Substanzen vermehrt in Ihren Ernährungsplan einzubauen?

Eiweiß, Fasern und Wasser. Zum Beispiel in Form von Fisch, Gemüse und Obst.

Wir empfehlen Ihnen außerdem, die Mahlzeiten zu planen und rechtzeitig zuzubereiten, damit Sie rasch verfügbar sind, wenn es darauf ankommt. Sonst hat das stets rasch und unkompliziert verfügbare industriell hergestellte Essen in diesem Wettlauf immer die Nase vorne.

Planung bedeutet auch: Vermeiden Sie es, in sogenannten „food deserts" zu landen, in kulinarischen Wüsten, in denen sich nichts findet, das gut für Sie ist.

Der Anfang der Umstellung

Es wäre gut, wenn Sie jetzt schön langsam anfangen würden, sich mit Ihrer künftigen Ernährung auseinanderzusetzen. Stellen Sie sich dabei bitte folgende Fragen:

An welchen Tagen könnten Sie am besten einkaufen und wo?

Können Sie vorkochen?

Können Sie Ihr Essen mit ins Büro nehmen?

Haben Sie passende Kochbücher?

Würden Sie lieber etwas Neues probieren oder bei Mahlzeiten blei-
ben, die Sie schon kennen und mögen, nur mit anderen Zutaten?

Haben Sie Unterstützung von jemandem?

Versuchen Sie, Ihre Ideen dazu in das folgende Arbeitsblatt
einzutragen:

WELCHE FÜR MEINEN KÖRPER GUTEN LEBENSMITTEL LASSEN SICH LEICHT IN MEINEN ALLTAG INTEGRIEREN UND WIE KÖNNTE ICH SIE MIT WENIG AUFWAND ZUBEREITEN?

	MAHLZEIT	NÖTIGE VORBEREITUNG
1	MAGERES GULASCH	– EINKAUF ZUTATEN: NACH ARBEIT DIENSTAG – ZUBEREITUNG DAUER: 3–4H – MITNAHME: MÖGLICH
2		
3		
4		
5		

Death by Chocolate

„Schau, ich habe dir gute Drogen mitgebracht", sagte ich zu einem meiner Freunde, als er mir jüngst an einem Feiertag die Tür zu seinem an und für sich gesperrten Plattenladen öffnete.

Nachdem er die Tür hinter mir geschlossen hatte, öffnete ich meine Tasche und holte selbstgemachte Schokolade-Heidelbeer-Brownies heraus. Sie bestanden aus vielen Eiern, dunkler Schokolade, Butter und Heidelbeeren. Gute Drogen also. Er sah mich noch kurz irritiert an und grinste dann.

Ich hatte einen mühsamen Tag mit viel Arbeit im Krankenhaus vor mir und wusste, dass mir gute Drogen dabei helfen würden. Deshalb hatte ich die Brownies dabei. Bloß keine Dirty Drugs. Ich denke mir das auch selbst immer wieder.

Aber ist das dauerhaft durchzuhalten? Keine Dirty Drugs?

„Es gibt Tage, an denen ich einfach eine ordentliche Dosis gute Schokolade brauche", sagte jüngst ein Kollege zu mir.

Ich betrachtete seine schlanke, athletische Figur. „Du siehst nicht gerade aus, als würdest du ständig Schokoriegel oder große Tafeln Schokolade mampfen", bemerkte ich.

„Kennst du *Death by Chocolate*?", fragte er. „Das ist eines der schokoladigsten Desserts, die es überhaupt gibt. Ich liebe es."

Später sah ich im Internet nach. Es gab unterschiedliche Varianten von *Death by Chocolate*, darunter auch welche, die nichts anderes enthielten als 85 prozentige Schokolade, Butter und Eier.

Nichts dabei, mit dem es die Hersteller auf chemisches Craving abgesehen haben könnten.

Gute Drogen also, in hoher Konzentration. Ähnlich wie gutes Heroin, aber ohne die Nebenwirkungen und Langzeitfolgen von Heroin. Dieser Vergleich mit Heroin irritiert Sie wahrscheinlich. Wir verwenden ihn, weil Rolling Stone Keith Richards in seiner Autobiografie schreibt, dass er zwar Drogen (Heroin) genommen hat, aber wenn, dann immer nur welches in der besten Qualität und nie über einen längeren Zeitraum hinweg.

So sollten Sie auch mit der Droge Essen verfahren, damit Sie im hohen Alter auch noch so wie Keith Richards herumtanzen können, auf der Bühne des Lebens.

Ich rief den Kollegen, der mir den *Death by Chocolate* -Tipp gegeben hatte, noch an, weil mich etwas interessierte. „Wie soll dieses Dessert fest werden, wenn da nur Butter, Eier und Schokolade drinnen sind?", fragte ich ihn. „Bleibt das nicht nur eine dicke, flüssige Schokolademasse?"

„Das ist ja das Tolle daran", antwortete er, „*Death by Chocolate* bleibt so halb flüssig. Schokoladig, warm, herrlich."

Worauf wir hinauswollen mit diesem Beispiel:

Jeder von uns braucht manchmal Schokoladenkuchen oder ähnlich Intensives. Wir essen ihn gerne, daran ist nichts Schlimmes. Es ist aber in Hinblick auf das Craving wichtig, sich zu überlegen, was für eine Art von Schokoladenkuchen es ist.

Dunkle Schokolade enthält mindestens siebzig Prozent Kakao, der Rest sind Kakaobutter, Kakaomasse, Vanille und etwas Zucker. Mit Eiern, Butter, Obst, wenig Zucker und Mehl entsteht daraus ein Schokoladenkuchen, der zwar nicht gerade zur Gewichtsabnahme geeignet ist, aber viele natürliche Bestandteile enthält und deshalb auf gesunde Weise auf unser Belohnungssystem einwirkt.

Dirty Drugs wären jede Art von fertigen Schokoladenkuchen aus dem Plastiksack, aufgebacken in der Bäckerei oder in Fast-Food-Läden, oder jede Art von Tiefkühlprodukten oder Backmischungen. Mit einer langen Liste vollkommen unverständlicher Zutaten, deren Aufzählung und Erläuterung den Rahmen hier sprengen würde.

Ausschleichen

Erinnern Sie sich an die Lebensmittel, die laut amerikanischen Studien das höchste Suchtpotenzial haben? Sie gehören auf Ihre schwarze Liste. Stichwort: ausschleichen.

Sie werden industriell hergestellte Lebensmittel vielleicht nicht zu hundert Prozent vermeiden können. Nicht einmal Ronald, der für mich selbst beinahe wie ein asiatischer Mönch lebt, schafft das ganz. Er hat sich gerade die App *codecheck* heruntergeladen und scannt leidenschaftlich die Barcodes seiner Lebensmittel, um am Display seines Handys zu sehen, was worin enthalten ist und wie es zu bewerten ist. Etwa mit dem Ergebnis, dass sein von ihm bisher als relativ naturbelassenes Produkt eingestufter Balsamico-Essig enorm viel Zucker enthält.

Behalten Sie aber immer im Hinterkopf, dass die folgenden Lebensmittel in Ihrem Gehirn wie Drogen wirken und daher gefährlich sind.

	Die schwarze Liste
1	Milchschokolade
2	Eiscreme
3	Pommes frites
4	Pizza
5	Kekse
6	Chips
7	Kuchen
8	Popcorn
9	Cheeseburger
10	Muffins

Welche davon könnten Ihnen am gefährlichsten werden?
Machen Sie Ihre persönliche schwarze Liste:

MEINE PERSÖNLICHE SCHWARZE LISTE

1 _____

2 _____

3 _____

4 _____

5 _____

6 _____

7 _____

8 _____

9 _____

„Gar nicht" ist leichter als „ab und zu"

Was spricht dagegen, wenn ich hin und wieder ein bisschen Fast Food oder diese eine doch wirklich leckere Tiefkühltorte esse, oder mir das Nudelgericht aus dem Asia-Laden kommen lasse? Einmal zwischendurch, sagen wir so alle drei Tage, das kann doch nicht schaden? Fragen Sie sich das jetzt? Die Antwort ahnen Sie vielleicht schon.

Kontrollierter Konsum, also gelegentlich Suchtmittel zu konsumieren und dann wieder aufzuhören, ist die Königsdisziplin in der Suchtbehandlung. Es ist das Allerschwierigste.

Anders ausgedrückt: Gar keine Suchtmittel zu konsumieren, ist viel einfacher als gelegentlich Suchtmittel zu konsumieren.

Der Grund dafür lässt sich unter anderem mit blauen Anzügen und grauen T-Shirts erklären.

So erzählte der frühere US-Präsident Barack Obama im Jahr 2012 der Zeitschrift *Vanity Fair*, dass er jeden Tag ähnliche Sachen trage – blaue oder graue Anzüge. Aus dem einfachen Grund, weil er die Anzahl seiner Entscheidungen pro Tag reduzieren möchte.

„Ich will nicht darüber entscheiden müssen, was ich anziehe oder esse, ich habe jeden Tag zu viele andere wichtige Entscheidungen zu treffen", sagte er.

Auch *Facebook*-Gründer Mark Zuckerberg erwähnte in Interviews, dass er jeden Tag ähnliche Kleidung trage, um sich mit großen Entscheidungen zu beschäftigen statt mit Kleinigkeiten.

Denn, ohne dass wir es richtig merken, fällen wir jeden Tag unzählige Entscheidungen: Kaffee oder Tee zum Frühstück, mit Milchschaum oder ohne, welche Kleidung heute, welches Makeup oder welche Frisur, Regenschirm, ja oder nein?

Wir sind noch nicht einmal an unserem Arbeitsplatz angekommen und haben bereits unzählige Entscheidungen getroffen.

Nun folgen sämtliche Entscheidungen, die im Beruf zu treffen sind, mit Kollegen, über Projekte, Pläne und so weiter.

Um 15 Uhr haben wir bereits hunderte Entscheidungen hinter uns. Wir wollen jetzt nicht einmal mehr entscheiden, was wir essen möchten, und überlassen das einem Kollegen.

Der Sozialpsychologe Dr. Roy F. Baumeister bezeichnet diesen Zustand als

Decision Fatigue (Entscheidungs-Ermüdung).

Baumeister vermutete, dass nach zu vielen Entscheidungen unsere mentale Kapazität quasi erschöpft ist. Dadurch sinken auch unsere Willenskraft und die Qualität unserer Entscheidungen.

Aber was hat das mit unserer Ernährung zu tun?

Das Problem liegt darin, dass Sie ständig mit Essen, das Ihnen nicht guttut, beziehungsweise mit Werbung dafür konfrontiert sind. Sie werden regelrecht bombardiert damit.

Wenn Sie sich jedes Mal, wenn Sie in Kontakt mit für Sie schlechten Lebensmitteln kommen, von neuem überlegen müssen, ob Sie etwas davon essen wollen oder nicht, werden sie relativ rasch an decision fatigue leiden.

Ihre Willensstärke wird schrumpfen, Sie werden der ständigen Überlegerei irgendwann überdrüssig sein, Ihre Entscheidungen werden nicht mehr optimal sein und sie werden der Einfachheit halber einfach alle „ja" für das Fast Food lauten.

Das chemische Craving gewinnt.

Viel einfacher ist es, wenn Sie eine Untergruppe von Lebensmitteln definieren, wie Sie es schon auf der schwarzen Liste getan haben, die bei Ihnen suchtauslösend und damit für Sie gefährlich sind.

Sie konsumieren diese Lebensmittel einfach prinzipiell nicht mehr, um sich nicht ständig diesen Überlegungen und Entscheidungen aussetzen zu müssen. Sie müssen über die Frage „soll ich, soll ich nicht?" dann nicht mehr nachdenken. Die Antwort taucht irgendwann zeitgleich und automatisch mit dem Angebot auf und lautet „nein".

Das chemische Craving verliert.

Sie gewinnen.

Ronald erzählte mir, dass er in der Zeit seines Kampfes gegen das Craving oft von Lebensmitteln geträumt hatte. Und, dass sich das konsequente Nein zu bestimmten Lebensmitteln irgendwann derart als Reflex bei ihm etablierte, dass er sie nicht einmal mehr im Traum aß.

Wie Sie emotionales Craving
in den Griff bekommen

In dem Skriptum für Menschen, die wir an der Suchtab-
teilung bei uns im Wiener Otto-Wagner-Spital aufnehmen,
steht folgender, nicht ganz unbekannter Satz:

*Ich wünsche mir Kraft, Dinge zu verändern, die ich
verändern kann, Gelassenheit für Dinge, die ich nicht
verändern kann und Weisheit, das eine von dem
anderen zu unterscheiden.*

Dieses, vermutlich vom US-amerikanischen Theologen
Reinhold Niebuhr verfasste Gelassenheitsgebet, mag durch
häufige Zitierung schon etwas abgenutzt sein, aber lassen
Sie es uns einmal genauer durchdenken.

Schicksalhafte Ereignisse, Verluste, große Veränderun-
gen wie Trennungen oder Verlust des Arbeitsplatzes sind
Teile unseres Lebens und gehören in das Leben integriert.
Oft aber verwenden wir eine Menge Energie dafür, diese
Ereignisse zu verdrängen oder nicht wahrhaben zu wollen.
Und manchmal sogar dafür, uns selbst die Schuld daran
zuzuweisen.

Anstatt zu versuchen, wieder die Kontrolle über unser
Leben zu erlangen und aus den neuen Voraussetzungen das
Beste zu machen.

Ein in jeder Hinsicht selbstbestimmtes Leben zu führen,
bedeutet, dass wir solche Ereignisse als Realität unseres

Lebens akzeptieren. Es ist dabei nicht notwendig, dass wir diese Ereignisse besonders toll finden. Gefragt ist vielmehr

„Radikale Akzeptanz".

Radikale Akzeptanz ist ein perfektes Mittel, um emotionales Craving zu reduzieren. Es bildet dabei sozusagen die Basis, den Anfang. Denn damit beseitigen wir emotionalen Stress, vertreiben Dämone, die uns quälen, und öffnen uns gleichzeitig den Weg zu etwas Neuem, zum Beispiel zu einem neuen Programm für die Gewichtsreduktion.

Radikale Akzeptanz bedeutet keineswegs, eine belastende Situation gutzuheißen, sondern vielmehr, sie zu akzeptieren und anzunehmen.

Natürlich kann das richtig schwierig sein, jedoch ist diese Situation nun einmal Realität und wir können nicht an ihr vorbei.

Radikale Akzeptanz bedeutet, das Unvermeidliche anzunehmen und Ausschau zu halten, wie wir effektiv und zielgerichtet handeln können, um in der neuen Situation, im Hier und Jetzt, das Beste aus unserem Leben zu machen.

Radikale Akzeptanz heißt nicht, sich dem Schicksal zu fügen. Es verlangt, achtsam wahrzunehmen, den Istzustand anzunehmen und bewusst Schritte in eine neue Richtung zu setzen.

*Radikale Akzeptanz Ihrer aktuellen Lebenssituation
ist eine wichtige Voraussetzung, um es mit dem emotionalen
Craving aufnehmen zu können.*

Die Beiden haben leicht reden, denken Sie sich jetzt vielleicht, schließlich sind Sie selbst in einer für Sie unangenehmen Situation. Sie fühlen sich zurückgewiesen wegen Ihres Übergewichts. Sie fühlen sich von Ihrer Umgebung gekränkt und nicht ernst genommen. Eventuell sind Sie auch sonst in einer belastenden Situation, haben eine schwierige Trennung hinter sich, müssen sich einen neuen Arbeitsplatz suchen oder mit einer Erkrankung fertig werden.

Sie fragen sich: Wie soll ich das alles einfach so akzeptieren? Radikale Akzeptanz – das klingt für Sie fast wie ein Hohn. Wie, fragen Sie sich, sollen Sie sich Ihre Situation schönreden?

Radikale Akzeptanz bedeutet gar nicht, sich die Situation schönzureden, sondern eben einfach nur zu akzeptieren, dass die Dinge in Ihrem Leben sind, wie sie sind. Sie waren schmerzhaft und bereiten Ihnen vielleicht noch immer Schmerzen. Aber letztendlich sind sie geschehen und das lässt sich nicht mehr ändern. Sie sind Teil Ihres Lebens.

*Erst wenn Sie die Dinge annehmen, wie sie sind –
und das ist durchaus eine schwere Aufgabe –, sind Sie frei,
neue Wege einzuschlagen und Ihr Leben anders zu
gestalten, als es bisher war.*

Das folgende Arbeitsblatt müssen Sie nicht gleich ausfüllen. Schauen Sie es sich an, denken Sie es durch. Nehmen Sie das Buch in den nächsten Tagen mit und überlegen Sie, was es alles in Ihrem Leben gibt, das Sie sicher nicht ändern können, das Ihnen widerfahren ist, das Sie immer noch belastet. Dinge oder Situationen, wegen derer Sie schreien könnten vor Wut, Ärger oder Enttäuschung.

RADIKALE AKZEPTANZ
WAS IN MEINEM LEBEN MUSS ICH RADIKAL AKZEPTIEREN?

1 _____

2 _____

3 _____

4 _____

5 _____

6 _____

7 _____

Wenn Sie so weit sind, können Sie die frei gewordene Energie dann zum Beispiel bei Krankheiten für eine Therapie nutzen, bei Trennungen für eine neue Lebensform – oder bei Gewichtsproblemen für ein neues Programm zur Gewichtsreduktion.

Anti-Craving-Techniken

Unser Mittel gegen emotionales Craving sind Techniken aus dem Bereich der Emotionsregulation. Sie sind dazu geeignet, starke Gefühle zu besänftigen.

Diese Techniken sind erlernbar. Sie können damit Spannungszustände bewältigen und Ihre Gefühle besser steuern. Sie können damit das emotionale Craving unter Kontrolle bekommen.

Sie sollten diese Techniken ausprobieren und in ruhigen Phasen immer wieder üben, um sie in Stressphasen gut einsetzen zu können. Das regelmäßige Üben dieser Techniken, auch Skills genannt, bezeichnen wir als

Skills-Training.

Beim Skills-Training gehen wir Suchtmediziner davon aus, dass jeder Mensch eine oder mehrere Möglichkeiten finden kann, um innere Spannung ohne schädliche Wirkung zu senken.

Für das Skills-Training benötigt man ein Verständnis für die eigene Spannungskurve:

Innehalten, Achtsamkeit: Wo stehe ich gerade auf der Spannungskurve?

Wir unterscheiden in der Spannungskurve drei Bereiche, die sich im Laufe des Tages bei allen Menschen immer wieder verändern.

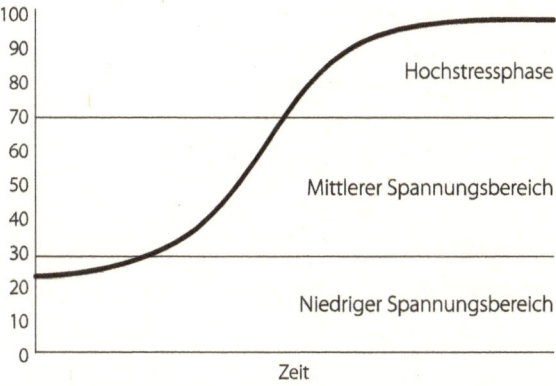

Im niedrigsten Bereich bis dreißig Prozent Anspannung fühlen wir uns wohl. Es ist das Ziel der meisten Menschen, den Tag vor allem in diesem Anspannungsbereich zu verbringen.

Im mittleren Spannungsbereich zwischen dreißig und siebzig Prozent fühlen wir uns leicht angespannt bis gespannt. Den Bereich der mittleren Anspannung benötigen wir, um Hochleistungen zu vollbringen. Etwa bei Wettkämpfen, bei einem Rendezvous oder bei wichtigen geschäftlichen Besprechungen. Als Dauerspannung macht uns dieser Bereich jedoch krank.

Daher ist es wichtig, diesen Bereich einerseits wahrzunehmen und andererseits Skills einzusetzen, die uns in den angenehmen Bereich der niederen Anspannung zurückbringen. Geeignet sind dafür die sogenannten „Soft Skills".

Sie können die Soft Skills einsetzen, um innere Spannung zu senken und damit gegen emotionales Craving und daraus resultierenden Ess-Attacken vorzubeugen, und um leichtes bis mittleres Craving, wenn es schon aufgetreten ist, unter Kontrolle zu bringen.

Hier einige Auswahlmöglichkeiten. Markieren Sie die Skills, die Sie sich zum Entspannen vorstellen können oder tragen Sie ein, was bei Ihnen wirkt.

Soft Skills

Sport	Bewegung	Entspannungsmethoden
Schreiben	Rätsel	Basteln
Sudoku	Musik	Yoga
Meditation	Traumreise	Brausetablette
Pfefferminzöl	blaue Autos zählen	Stofftier drücken
Geschirr abwaschen	Haushalt	mit Haustier kuscheln
Igelball	Kampfsport	Spazierengehen
Kaugummi kauen	Zehengymnastik	Aufräumen
Spannungseinschätzung	Erinnerungsfotos	Fußball spielen
Musik machen	Freund anrufen	Gewichte stemmen
mit den Händen arbeiten	in die Natur gehen	Gedicht rezitieren
Schwimmen	Computer spielen	Lieblings-TV-Serie
Blickrichtung verändern	Tai Chi	Kochen
Organisatorisches erledigen	Selbstmassage	Akupressurpunkte
Knöpfe machen und wieder öffnen	Schuhe putzen	Holz schnitzen
Stricken	Mandala malen	an die guten Dinge im Leben denken
Polster verprügeln	Rückwärtszählen	Knetgummi
Kiefernzapfen pressen	Bügeln	

Die Fähigkeit, sich geplant und wirkungsvoll zu entspannen,
ist entscheidend bei jeder Ernährungsumstellung.

Manchmal ist es notwendig, mehrere Soft Skills hintereinander einzusetzen. Das nennt sich dann „Skills-Kette". Sie machen, wenn sich Craving ankündigt, zum Beispiel Yoga, danach hören Sie gute Musik und kuscheln mit Ihrer Katze. So kommen Sie herunter. Leichte bis mittlere Spannungszustände lösen sich auf. Leichtes bis mittleres Craving tritt entweder gar nicht auf oder verschwindet wieder.

Wichtig ist, dass Sie „Ihre" Skills finden, also Skills, die Ihnen sympathisch sind.

Achten Sie bei der Auswahl auf Folgendes:

– *Nutzen sie, ohne zu schaden?*
– *Sind sie gut durchführbar?*
– *Fühlen sie sich für Sie gut und richtig an?*
– *Wirken sie effizient?*

Notieren Sie nun bitte Situationen aus Ihrem Alltag, in denen Sie so große Spannung verspürt haben, dass Sie zu viel gegessen haben oder Dinge gegessen haben, die Ihnen nicht guttun, einzig um Ihre Anspannung regulieren zu können.

Fragen Sie sich: Wie können Sie positiv produktiv mit diesen Situationen umgehen? Finden Sie für diese spezifischen Situationen Ihre fünf Lieblings-Soft Skills, die Ihnen helfen können, einer Ess-Attacke vorzubeugen.

MEINE SOFT SKILLS

SITUATIONEN, BEI DENEN ICH IM STRESS GEGESSEN HABE

MÖGLICHE SKILLS, DIE ICH EINSETZEN KÖNNTE

BEISPIEL:

ENDLICH RUHE!

ICH HATTE DEN GANZEN TAG VIEL ZU TUN. ALS ENDLICH DIE KINDER IM BETT WAREN, GING ICH SOFORT ZUM KASTEN, UM DAS NUTELLA-GLAS ZU LEEREN.

FREUND ANRUFEN

ICH ERINNERTE MICH DARAN, DASS ICH SCHON LANGE NICHT MEHR MIT MEINER FREUNDIN HELGA GEREDET HATTE UND RIEF SIE AN. ES FOLGTE EIN ANGEREGTES GESPRÄCH UND DAS NUTELLA-GLAS HATTE ICH VERGESSEN

1. _____   _____

   _____   _____

2. _____   _____

   _____   _____

3. _____   _____

   _____   _____

4. _____   _____

   _____   _____

5. _____   _____

   _____   _____

Sie brauchen mindestens einen Skill, der Ihnen Freude macht
oder angenehm erscheint. Um eine Skills-Kette aufbauen zu können,
haben Sie idealerweise fünf davon. Außerdem brauchen Sie die
Bereitschaft, immer wieder kurz inne zu halten, um zu überprüfen,
wie hoch Ihre Anspannung jetzt im Moment gerade ist.

Das Innehalten und Einschätzen Ihrer aktuellen inneren Anspannung kann diese bereits etwas reduzieren. Vor allem, wenn Sie es regelmäßig tun.

Starke Spannung

Die Voraussetzung für den erfolgreichen Einsatz Ihrer Soft Skills ist allerdings, dass Sie den Bereich der mittleren Anspannung wahrnehmen, bevor Sie in den Bereich der hohen Anspannung gelangen, bevor Sie also die Siebzig-Prozent-Marke auf der Spannungskurve überschreiten. Denn im mittleren Anspannungsbereich können Sie noch gut genug denken, um einen passenden Skill auszusuchen und anzuwenden.

Im hohen Spannungsbereich, in dem über siebzig Prozent auf der Spannungskurve, lässt sich Stressverhalten nur noch schlecht bis gar nicht mehr beeinflussen. Um diesen Spannungszustand zu reduzieren, benötigen Sie starke äußere Reize. Die sogenannten „Hard Skills" für die Hochstressphase wären zum Beispiel:

Hard Skills

Chilischote kauen	Scharfe Zuckerl oder Saucen oder Senf	Eiswürfel lutschen
Wasabipaste essen	Gummiringerl auf Unterarm schnalzen lassen	Laute ungeliebte Musik hören
laut schreien	laufen und laut schreien	Eiswürfel im Nacken
Kerzenwachs auf Haut tropfen	Tabasco	kalt duschen
Ammoniak riechen	Eisbeutel auflegen	Zitrone essen
Wäscheklammer an den Arm klammern	kaltes Wasser über Arm / Fuß	Eiswürfel im Mund

Eine meiner Patientinnen entdeckte im Skills-Training an unserer Entzugsstation Chili für ihre Craving-Situationen. Bereits als wir sie noch stationär behandelten, hatte sie schon online die unterschiedlichsten Chili-Produkte bestellt. „Ich habe inzwischen ein richtiges Sortiment davon", erzählte sie mir, als sie zu einer Kontrolluntersuchung in die Ambulanz kam. „Wasabi-Nüsse und scharfe Chips für leichteres Craving, aber ich habe auch Chili-Saucen in unterschiedlichen Schärfegraden. Und ich weiß genau, in welchen Supermärkten ich welche Chilis bekomme."

„Geht es Ihnen mehr um die Betäubung oder mehr um den Schmerz?", fragte ich sie.

„Für mich ist es das Wichtigste, dass ich jetzt das Gefühl habe, Einfluss auf diese Spannung in mir und auf das Craving nehmen zu können. Ich bin nicht mehr so ohnmächtig", erzählte sie. „Die ganz scharfen Chilis können wirklich grausam sein. Ich bin außer Gefecht gesetzt, der Mund ist taub und ich habe das Gefühl, es raucht aus meinen Ohren. Aber wenn der Schmerz nachlässt, merke ich auch, dass gleichzeitig die Anspannung in mir nachlässt."

Eine Freundin von mir schwört, seit ich ihr von diesem Buch erzählt habe, auf Kerzenwachs und Gummiringe. Sie ist keine Suchtpatientin. Sie will abnehmen und setzt dabei auf Intervallfasten. Sie lässt das Abendessen aus. Wenn sie daheim ist, zündet sie abends immer eine Kerze an. Wenn sie eigentlich zum Kühlschrank stürmen würde, gießt sie sich stattdessen Wachs auf den Unterarm. Tagsüber lässt sie einen Gummiring auf ihr Handgelenk schnalzen, wo sie jetzt immer einen trägt.

Auch sie sagt: „Wenn das Craving kommt, muss ich etwas tun. Zum Kühlschrank zu gehen, war bisher immer die einzige Option. Jetzt habe ich das Wachs und den Gummiring. Damit habe ich eine Alternative. Und irgendwie scheint sich in meinem Gehirn das Craving mit dem Schmerz zu verknüpfen. Ich habe das Gefühl, dass es schwächer wird. Als wüsste mein Körper inzwischen, dass Craving Schmerz produziert. Vielleicht wird es auch einfach deshalb schwächer, weil es einen Teil seines Schreckens verloren hat."

Beim Skills-Training ist es wichtig, dass Sie Skills suchen, die für die jeweilige Situation geeignet und dann auch verfügbar sind. Diese Skills sollten Sie in ruhigen Zeiten trainieren und vertiefen, damit sie in Stressphasen zur Verfügung stehen.

MEINE HARD SKILLS

SITUATIONEN, BEI DENEN ICH SCHON HOCHSTRESS ERLEBT HABE	MÖGLICHE HARD SKILLS, DIE ICH EINSETZEN KÖNNTE
BEISPIEL: DAS GIBT'S JA GAR NICHT	LAUTE MUSIK HÖREN

NACH EINEM MÜHSAMEN TAG WILL ICH MIR WAS GUTES TUN UND MIT MEINEM PARTNER INS KINO GEHEN. ICH HATTE DEN GANZEN TAG VIEL ZU TUN. ICH WARTE IM KINO, DOCH MEIN PARTNER KOMMT NICHT. ICH RUFE IHN AN UND ER SAGT, DASS ER BEI FREUNDEN IST UND MICH GANZ VERGESSEN HAT. DANN LEGT ER AUF.

ICH KANN ES NICHT GLAUBEN – ÜBERALL RUND HERUM LAUTER KÖSTLICH-KEITEN: POPCORN, TORTILLACHIPS MIT SALSA, SPORTGUMMI... ICH VERLASSE DAS KINO, SETZE MICH DRAUSSEN AUF EINE BANK, SETZE MEINE KOPFHÖRER AUF UND SPIELE AUF MAXIMALER LAUTSTÄRKE DAS LIED XY, DAS ICH WIRKLICH HASSE UND DAS ICH EXTRA DAFÜR HERUNTERGELADEN HABE. NACH EIN PAAR MINUTEN HALTE ICH DAS LIED NICHT MEHR AUS, SCHALTE ES AUS UND GEHE NACH HAUSE, OHNE WEITER AN SPORTGUMMI ZU DENKEN.

1. _____   _____

   _____   _____

2. _____   _____

   _____   _____

3. _____   _____

   _____   _____

4. _____   _____

   _____   _____

„Musik hilft mir gut", erzählte mir einer meiner Patienten einmal. „Wenn es mir sehr schlecht geht, wenn ich angespannt bin oder nervös, höre ich Musik so, dass es eine richtige Folter für mich ist."

„Welche Art von Musik hören Sie dann?", fragte ich. „Haben Sie spezielle Lieder?"

„Ich höre dann Musik, die ich nicht leiden kann, Heavy Metal vor allem."

Ich wollte mehr wissen. „Und was empfinden Sie dabei? Schmerzt es in den Ohren?"

„Nicht nur in den Ohren. Es schmerzt überall, es dröhnt in meinen Eingeweiden. Es ist wirklich eine Folter. Aber wenn es vorbei ist, geht es mir besser. Durch diesen ganz starken Reiz, diesen akustischen Schmerz, komme ich irgendwie herunter von meinem Stresslevel. Das Craving kommt irgendwann wieder, das schon, aber für den Moment, und es geht ja immer um den Moment, ist es weg."

Der Cross-Country-Ritt

„Ich hatte unglaubliches Craving und wusste, ich würde Hard Skills benötigen", sagte ein anderer Patient vor ein paar Monaten zu mir.

Der Mann hatte wegen seiner Kokainsucht alles verloren, was er geerbt hatte, und das war Einiges. Eigentumswohnungen gehörten dazu, Ländereien in Salzburg, Fischgründe und Pferde.

Vor einigen Jahren hatte er noch an Cross-Country-Ritten teilgenommen, bei denen er zu Pferd im Gelände möglichst schnell Hindernisse bewältigen musste – darunter Hecken, Wassergräben, Gatter und kleine Heuwägen. Wegen eines schweren Sturzes hatte er damit aufgehört, er hatte sich aber die Erinnerung daran bewahrt.

„Ich habe mit mir selbst vereinbart, dass das Suchtteufelchen in mir einige Hindernisse überwinden muss, bevor es eine Substanz bekommt, ähnlich wie bei einem Cross Country-Ritt", sagte er zu mir. „Die Skills stehen für mich für die Hindernisse. Immer wenn ich ein neues, wirksames Skill entdecke, stelle ich mir vor, ich hätte einen Wassergraben oder eine große Mauer in den Parcours eingebaut."

„Und wie geht es Ihrem Suchtteufelchen auf dem Parcours?", fragte ich.

Er schmunzelte: „Beim letzten Mal hat es relativ rasch aufgegeben. Die Skills-Kette war wirklich zu brutal. Ich kaute gerade Chilis und zündete eine Kerze für das heiße Wachs an. Dabei dachte ich: Ich weiß nicht, Chili, Kerzenwachs, kalt duschen und dann noch Dieter Bohlen superlaut im Kopfhörer – so dringend brauche ich das Kokain auch wieder nicht."

Auch Ihnen wird es beim Abnehmen helfen, sich eine brutale Skills-Kette zu überlegen, einen Cross Country-Parcours, mit immer schwierigeren Hindernissen, bis Ihr Esslust-Teufelchen vom Pferd fliegt. Und befindet, dass sich der Aufwand nicht lohnt für so ein blödes Eis...

Der richtige Einsatz der Skills

Und wie setzen Sie die gelernten Skills jetzt am besten ein?
Dabei helfen die drei A: Annehmen, Anfeuern, Abreiten.

Die drei A

Annehmen	Anfeuern	Abreiten
Akzeptieren des Suchtdrucks, radikale Akzeptanz des Suchtdrucks	Den „Kampf" aufnehmen, eventuell an Situationen denken, in denen Sie Craving erfolgreich überwunden haben.	Stellen Sie sich Craving als Welle vor, auf der Sie mit dem Surfbrett reiten. Statt sich von der Welle einfach kampflos überrollen zu lassen, setzen Sie Skills ein, die Ihnen helfen, die kritische Zeit gut zu überstehen. Sie wissen, wie jede Welle am Ufer ausrollt, so wird auch Ihr Craving mit der Zeit geringer und Ihre innere Anspannung sinkt. Je länger Sie durchhalten, umso eher halten Sie dem Craving stand.

Annehmen	Anfeuern	Abreiten
Sie erkennen das Craving, identifizieren es und akzeptieren es radikal.	Sie analysieren die Stärke des Cravings und suchen die dafür passenden Skills aus.	Haben Sie es geschafft, können Sie sich auch, wenn Sie möchten, mit etwas Wohltuendem belohnen (Badewanne, Zeitschrift, etc.).
Das Craving radikal zu akzeptieren, bedeutet, sich selbst nicht für Gedanken ans Essen zu verurteilen.	Sie erinnern sich, dass Sie schon Abstand von Ihrem Craving bekommen, wenn Sie es von außen betrachten.	Mit der Zeit lernt Ihr Gehirn um: In Zukunft werden Sie eher Skills anwenden als einfach zu viel und die falschen Lebensmittel zu essen.

*Die 3 A helfen Ihnen, das Gefühl des Cravings
zu identifizieren, es damit aufzunehmen und
dann darauf zu reiten wie auf einer Welle,
die sich allmählich im Sand verläuft.*

Das vierte A:
Die Analyse des Cravings mit
dem Craving-Protokoll

Unser Ziel ist es, dass das Craving Sie nicht mehr einfach übermannt, wie eine Welle über Sie hereinbricht, dass Sie ihm nicht mehr hilflos ausgeliefert sind. Längerfristig werden Sie zu einem Profi-Surfer, der nicht nur gut auf den Wellen reiten kann, sondern der auch gut einschätzen kann, wie hoch sie sind, aus welcher Richtung sie kommen und wie der Wind weht. Gute Surfer kennen die Strände, die Strömungen, die Riffe oder die Felsen. Das viele Surfen hat sie körperlich fit gemacht, ihre Muskeln sind stark, ihr Gleichgewichtssinn ist gut trainiert.

Um auf den Wellen des Cravings gut reiten zu können, ist es daher essenziell, dass Sie lernen, sie zu analysieren.

Im folgenden Craving-Protokoll können Sie eintragen, in welchen Situationen Craving bei Ihnen aufgetreten ist, wie stark es war, beziehungsweise wie hoch die Welle war, und mit welcher Technik Sie diese Welle gut bezwingen konnten, beziehungsweise mit welcher Sie gescheitert sind, sodass die Welle Sie letztendlich überschwemmte.

Eine regelmäßige Analyse Ihrer Craving-Protokolle wird es
Ihnen ermöglichen, rechtzeitig einzuschätzen, welche Wellen
Ihnen gefährlich werden können. Sie werden ebenso erkennen, mit
welchen Surftechniken Sie am besten welche Wellen reiten.

MEIN CRAVING–PROTOKOLL FÜR ESSEN

ZEIT			
IN WELCHER SITUATION			
INTENSIVER GEDANKE			
INTENSIVES GEFÜHL			
SYMPTOM KÖRPERLICH			
INTENSITÄT (0–10)			
VERWENDETES SKILL? ERFOLG?			

DER KAMPF MIT DEM SUCHTTEUFELCHEN

Wie der kleine Einflüsterer in Ihrem Kopf funktioniert,
was er will und wie Sie ihn austricksen.

„Suchtteufelchen, das hört sich so nett an", sagte eine meiner Patientinnen einmal zu mir. „Man stellt sich so ein niedliches, kleines, rotes Teufelchen vor, mit schwarzen Hörnern und einem listigen Grinsen im Gesicht. Sind Sie sicher, dass das eine passende Bezeichnung ist? Denn in Wirklichkeit sind es ja wohl eher dunkle Dämonen, die da in meinem Gehirn herumspuken und mich in den nächsten Rückfall treiben. Nett und süß sind die sicher nicht."

Wir bezeichnen die Stimme des süchtigen Anteils in unserem Gehirn tatsächlich gerne als „Suchtteufelchen".

Dieses Suchtteufelchen hat mit Ihrem vernünftigen Verstand und Ihrem logischen Denken gar nichts zu tun. Vielmehr ist es die Stimme eines unabhängigen, selbständigen, süchtigen Teils in Ihrem Gehirn. In Wirklichkeit gehört sie gar nicht zu Ihrer Persönlichkeit.

Das Suchtteufelchen interessiert sich nur für den kurzfristigen Genuss. Alles andere ist ihm vollkommen egal. Wie es Ihnen mit Ihrem Übergewicht geht, wie mühsam der Einkauf von Kleidung für Sie ist, wie schwer zu ertragen die spöttischen Blicke Ihrer Mitmenschen sind, wie gerne Sie unbekümmert am Strand herumgehen würden, wie gerne Sie schlanker wären und wie lange Sie sich schon dafür quälen – das alles ist dem Suchtteufelchen vollkommen gleichgültig.

„Das Suchtteufelchen tut immer so, als wäre es nett, deshalb nennen wir es so", antwortete ich der Patientin, die danach gefragt hatte. „Es muss ja freundlich und verführerisch auftreten, damit Sie sich von ihm einkochen lassen. Es wirkt charismatisch, liebenswert und tut so, als ob es nur das Beste für Sie im Sinn hätte. Genau das Gegenteil ist aber der Fall. Es will nur einen kurzfristigen Genuss, egal, welchen Preis Sie dafür bezahlen müssen."

In Bezug auf Essen sagt das Suchtteufelchen zum Beispiel gerne Dinge wie:

„Wenn du jetzt zwei Reihen Nussschokolade isst, kannst Du dich besser konzentrieren. Das ist ja wohl das Wichtigste jetzt. Nüsse sind gut fürs Gehirn."

„Du bist jetzt viel herumgelaufen in der Stadt. Einen Burger hast du dir wirklich verdient."

„Es ist Herbst und die Eisgeschäfte schließen bald. Gönne dir noch ein großes Eis, du bekommst dann ohnedies bis zum Frühling keines mehr."

„Wie willst du in Weihnachtsstimmung kommen, wenn du nicht ein paar Kekse probierst?"

„Das Abendessen streichen und die Kinder alleine essen lassen, ist nicht ideal. Die könnten eine Essstörung davon bekommen. Überlege dir das besser noch einmal."

„Du kannst wirklich nicht ablehnen, wenn er schon so nett ist und eine Torte mitbringt."

„Zum Kaffee gehört einfach etwas Süßes. Und bestell dir gleich einen großen Cappuccino. Da ist viel Milch drin und du brauchst Eiweiß."

„In den Gummibären ist viel Gelatine und die ist gut für die Haut."

„Jetzt hast du schon so lange gefastet und gezeigt, dass du es kannst. Auf einen kleinen Hot Dog kommt es jetzt nicht an. Gönn ihn dir!"

„Du hast schlechte Laune, wenn du hungerst. Genieße das Leben! Zu essen ist viel sinnlicher als dieses ständige Fasten. Du wirst noch ein richtiger Miesepeter."

„Wenn du jetzt gleich alle Kekse aufisst, sind sie weg. Dann musst du nicht mehr über sie nachdenken und kannst dich wieder gesünder ernähren."

So nett und verführerisch kann das Suchtteufelchen sein, und so schöne Versprechungen kann es machen, aber letztendlich hatte meine Patientin natürlich teilweise recht. In Wirklichkeit ist dieses nette Suchtteufelchen nur die Maske für Dämonen, die versuchen, die Kontrolle über die gesunden, vernünftigen Anteile in Ihrem Gehirn zu erlangen.

Was tun?

Gehen Sie zunächst bitte in sich und durchdenken Sie, was Ihr Suchtteufelchen im Laufe des Tages so alles zu Ihnen sagt. Nehmen Sie in nächster Zeit dieses Buch und einen Stift überall hin mit. Erwischen Sie das Suchtteufelchen quasi in flagranti und schreiben Sie auf, was es Ihnen zuflüstert.

Melden Sie es diesem Buch immer sofort, wenn das Suchtteufelchen mit Ihnen redet. Verpetzen Sie es. Zahlen Sie es diesem kleinen, hinterhältigen Wesen heim. Geben Sie ihm keine Chance mehr. Lassen Sie sich nicht weiter von ihm mobben und austricksen.

WAS FLÜSTERT MIR MEIN SUCHTTEUFELCHEN ZU?

1 _____

2 _____

3 _____

4 _____

5 _____

6 _____

7 _____

8 _____

9 _____

10 _____

Jetzt wissen Sie, was das Suchtteufelchen so alles draufhat. Sie können es gut einschätzen. Das ist schon einmal ein Teil der Lösung. Aber was ist der andere Teil? Wie können Sie die Macht des Suchtteufelchens über Sie brechen?

Hier unterscheiden wir zwei Schritte.

Schritt 1. Metaebene und Identifikation

Der wichtigste und auch schwierigste Schritt, den Sie nun zum Teil schon gesetzt haben, besteht darin, das Suchtteufelchen überhaupt zu identifizieren. Denn es kommt nicht einfach auf die Bühne, gut sichtbar, sondern es zieht lieber leise, unerkannt und heimtückisch die Fäden. Es ist eher Puppen- als Schauspieler. Zu erkennen, dass hier keine „vernünftige Diskussion" in Ihrem Kopf stattfindet, sondern dass Sie gerade das Suchtteufelchen aufmischt, darum geht es in diesem Schritt.

Dazu müssen Sie sich auf die sogenannte Metaebene begeben. Stellen Sie sich bitte vor, dass Sie sich drei Meter über der jeweiligen aktuell ablaufenden Szene befinden und versuchen Sie, die Situation wie ein Außenstehender zu betrachten.

Beobachten Sie, was abläuft und hören
Sie sich die Einflüsterungen des Sucht-
teufelchens ganz genau an.

Die Metaebene ist die Ebene, von der aus wir gar nicht anders können, als uns mit Abstand zu betrachten. Das hilft uns aus unseren Emotionen heraus zu kommen und uns wieder auf unsere gesunden Anteile zu fokussieren. So können wir dann folgende Fragen stellen:

Was passiert da eigentlich mit mir?

Was genau schlägt mir das Suchtteufelchen vor?

Was sagt das Suchtteufelchen?

Was will das Suchtteufelchen von mir?

Was sagt mein gesundes Ich dazu?

Schritt 2. Skills und 3 A

Wenn Sie das Suchtteufelchen durschaut haben und den Dämonen, die sich hinter ihm verbergen, in die Augen blicken, wenden Sie bitte die Techniken an, die Sie sich schon vertraut gemacht haben: Annehmen, Anfeuern, Abreiten.

*Akzeptieren Sie es, dass diese Dämonen
derzeit in Ihrem Leben mitmischen und dass sie
böse Absichten haben.*

Fassen Sie Mut und sagen Sie sich, dass Sie stärker sind.
Sie sind ja tatsächlich stärker, wenn Sie es sein
wollen und etwas üben.

Seien Sie bereit, die Dämonen zu bezwingen und
benützen Sie dabei Ihre Waffen, die Skills. Die Chili-
Schoten, die Gummiringe, die schlimme Musik, egal ob
das für Sie Hard Rock oder Dieter Bohlen ist.

Die Autobahn im Gehirn

Oh du meine Güte, denken Sie sich, nachdem Sie diese Überschrift gelesen haben, was kommt jetzt noch alles?

Sie haben schon viele Seiten lang gelesen, dass sich Ihr Essverhalten mit Suchtverhalten vergleichen lässt, und ein Teil Ihrer liebsten Lebensmittel mit Drogen. Jetzt soll es auch noch um eine Autobahn in Ihrem Gehirn gehen. Allmählich graut Ihnen vor all dem. Sie sind nicht mehr ganz sicher, ob Sie wirklich wissen wollten, was in Ihrem Gehirn ernährungsbedingt so alles schiefläuft, und das Wort Autobahn hört sich in Zusammenhang mit Gehirn an, als liefe da noch viel mehr schief, als Sie bisher schon erfahren haben.

Sie wollten doch bloß abnehmen, ein paar neue Rezepte und vielleicht ein paar lustige Tipps hören, und jetzt kommt eine Horror-Geschichte nach der anderen.

Fühlen Sie sich jetzt wirklich langsam überfordert? Fühlen Sie sich wie in einer Geisterbahn? Festgeschnallt, Sie fahren dahin, können nicht raus und überall springen neue Schreckgespenster hervor?

Keine Panik.

Entspannen Sie sich.

Lehnen Sie sich zurück und holen Sie sich einen Tee. Das Wort „Autobahn" ist nur ein harmloses Sinnbild. Wir verwenden es, um Ihnen anschaulicher erklären zu können, was Nervenwege im Gehirn sind und welche Rolle sie bei Ihrer Ernährung spielen.

Die verträumten Wege

Im Gehirn gibt es unterschiedlichste verschlungene Pfade, „neuronal pathways", also „Nervenwege". Je nachdem, wie oft wir diese Pfade „begehen", also in Gedanken beschreiten, werden daraus besser begehbare Wege, Straßen oder, wenn wir sie sehr häufig benützen, sogar Autobahnen. Sie können allerdings auch wieder verwachsen, wie ein Weg im Dschungel, wenn wir sie nicht mehr benützen.

Die Autobahn steht für gewohnte Gedankenwege, die wir nicht mehr hinterfragen, weil sie uns immer zum erwarteten Ziel geführt haben. Alles geht mehr oder weniger automatisch.

Doch Menschen, die ihr Ziel möglichst schnell über die Autobahn erreichen wollen, übersehen oft kleine, verträumte Wege, vielleicht auch so etwas wie romantische Küstenstraßen am Meer, die Abwechslung und interessante Einblicke bieten könnten.

Umgekehrt können Menschen, die immer auf verschlungenen Pfaden unterwegs sind, Schwierigkeiten haben, wenn es darauf ankommt, schnell zu denken und rasche Entscheidungen zu fällen.

Oft genutzte Straßen sind jedenfalls in der Regel nichts Schlechtes. Wenn wir zum Beispiel Schwimmen lernen, benötigen wir zwar anfangs viel Übung. Sobald wir es aber können, müssen wir nicht jedes Mal nachdenken, welcher Arm was macht, wann wir atmen und so weiter. Stattdessen geht alles automatisch und wir haben die Gedanken frei, um über anderes nachzudenken oder uns auf unerwartete Veränderungen (andere Schwimmer, Wellen, Boote...) einzustellen.

Das Automatische ist nur dann gefährlich, wenn es nur so tut als würde es helfen. Süchtig machendes Essen zum Beispiel wirkt anfangs besonders entspannend und beruhigend, hat also angenehme Wirkungen, besonders wenn wir Stress haben oder angespannt sind.

Diese angenehme Wirkung entsteht, wie gesagt, durch die von diesem Essen besonders stark bewirkte Ausschüttung des Glückshormons Dopamin durch unser Belohnungssystem und durch den damit verbundenen besonders schnellen und besonders starken Anstieg des Blutzuckerspiegels.

Diese massive, unnatürliche Dopamin-Ausschüttung bewirkt plastische Veränderungen im Verkehrsnetz des Gehirns. Es entstehen neue Nervenbahnen, neue „Autobahnen", durch die wir emotioneller auf bestimmte Lebensmittel reagieren und immer weniger Selbstkontrolle bei deren Konsum haben.

Eine Abhängigkeit, ganz egal von welcher Substanz,
ist immer die Folge von Verhaltensweisen, die durch
Wiederholung zu einem Teil von uns werden, und sich
damit immer schwerer ändern lassen. Das gilt auch, wenn
die Folgen dieser Verhaltensweisen für die Betroffenen
negativ sind.

Sie haben bestimmt schon die Erfahrung gemacht, dass Ihr Craving-Problem durch regelmäßiges Zuviel essen und regelmäßiges Essen von Lebensmitteln, die Ihnen nicht guttun, immer größer wird.

Allerdings weiß das Ihr Körper nicht. Er erkennt nur die kurzfristigen Wirkungen. Wenn es uns also schlecht geht und wir uns einen Hot Dog oder einen Toffee-Nut-Latte bei *Starbucks* gönnen, und es uns dann kurzfristig besser geht, bedeutet das für unser Gehirn: Super, gut gemacht! Es speichert den Hot Dog oder den Toffee-Nut-Latte als gute Lösung ab.

Die Bauarbeiten an der Autobahn haben damit begonnen. Irgendwann ist die Autobahn fertig und wir denken gar nicht mehr weiter darüber nach. Sobald ein unangenehmes Gefühl auftaucht, essen wir schnell einen Hot Dog, trinken einen Toffee-Nut-Latte oder nehmen einen anderen vergleichbaren Snack, ganz automatisch.

Unser Körper denkt, dass uns die neue Autobahn in unserem Kopf rasch und zuverlässig zu einem schönen Ort des schnellen Glücks bringt. In die „Paradise City", in der alle Sorgen weg sind. Die „Paradise City" ist ein paradiesischer, glückseliger Ort, in dem es keine Spannungszustände, Unzufriedenheit oder andere anstrengenden Gefühle gibt.

Dass diese Autobahn in Wirklichkeit ein „Highway to Hell" ist, eine „Autobahn in die Hölle", bemerken wir meistens zu spät. Wir bemerken es erst, wenn uns dieser einerseits praktische, andererseits fatale Automatisierungsmechanismus in unserem Gehirn bereits abhängig gemacht hat.

Der Übergang zwischen Verwendung von Suchtmitteln zum Spaß oder zur Entspannung, zum Missbrauch und zur Abhängigkeit ist in den meisten Fällen fließend. Das gleiche gilt für Essen.

Nennen wir diesen „Highway to Hell" also „Suchtautobahn". Bildlich können wir uns deren Bau so vorstellen, dass jeder einzelne Konsum des jeweiligen Suchtmittels, jedes überflüssige oder süchtig machende Essen, wie ein Arbeiter wirkt, der am Bau der Autobahn mitwirkt.

Je nach Substanz kann diese Autobahn dann auch manchmal sehr schnell fertig sein. Ich kenne Patienten, die vor Wirbelsäulenoperationen gegen ihre Aufregung Beruhigungstabletten bekamen und innerhalb kurzer Zeit abhängig davon waren.

Ebenso berichtete Morgan Spurlock, der sich für seinen Film *Super Size Me* einen Monat lang ausschließlich von McDonald's-Produkten ernährte, von einer rasch eintretenden Gier nach diesen Produkten, die er vorher nicht gekannt hatte. Binnen Tagen stellte sich bei ihm ein süchtiges Verhalten ein. Seine Gedanken waren danach fast ausschließlich auf die nächste Mahlzeit gerichtet.

Die Autobahn im Gehirn suchtkranker Menschen, die ihre süchtig machenden Substanzen ständig konsumieren, entspricht einer topmodernen, österreichischen oder deutschen Autobahn, vierspurig, mit Pannenstreifen, umfangreicher Beleuchtung und so weiter, darüber ein Überkopfwegweiser mit der Aufschrift „Paradise City".

Das große Problem an dieser Suchtautobahn ist, dass das Gehirn sie nicht einfach so wieder abbauen kann. Dies ist auch der Grund, warum wir, wenn wir einmal die Schwelle zu süchtigem Verhalten, welcher Art auch immer, überschritten haben, neurobiologisch betrachtet, nie mehr ganz zurückkönnen.

Die einmal gebauten Verkehrsverbindungen bleiben bestehen, auch wenn wir sie nicht mehr benutzen. Eine topmoderne Autobahn verkommt allmählich, der Wegweiser hängt an einer Schraube schief herunter, die Beleuchtung flackert und fällt irgendwann aus, der Asphalt wird brüchig, Grasbüschel wachsen in den Rissen, der Wildschutzzaun wird löchrig und Rinder oder auch Rehe oder Hasen sind dort anzutreffen.

Die topmoderne europäische Autobahn wird zunächst zu einer indischen und verkommt dann immer mehr. Doch die Trasse, die Brücken und die wichtigsten Betonkonstruktionen bleiben erhalten und wir können die Autobahn jederzeit wieder ausbauen, einfach, indem wir sie wieder benützen.

Rückfälle gehören dazu

Sie sollten Ihre Ernährungsumstellung deshalb streng sehen, aber bitte auch nicht zu streng.

Rückfälle gehören bei jeder Suchterkrankung dazu, und natürlich auch, wenn Sie Ihre Essgewohnheiten mit den Mitteln der Suchtmedizin verändern wollen.

Wobei Rückfälle in Ihrem Fall bei weitem nicht so problematisch sind wie zum Beispiel bei Alkoholikern, die besonders leicht wieder ganz in ihren alten Verhaltensspiralen aufgehen.

Bei Ihnen hingegen wird es keine dramatischen Folgen haben, wenn Sie wieder einmal drei Stück Sachertorte auf einmal verputzen.

Doch eine Gemeinsamkeit hat ein Rückfall beim Essen mit Rückfällen bei richtigen Suchterkrankungen:

Wir fühlen uns schlecht, weil wir uns nicht an unsere eigenen Vorgaben gehalten haben.

Einen Rückfall mit falschem oder zu viel Essen könnten wir uns bildlich so vorstellen, dass wir das blaue, schon etwas schiefe Schild der Autobahn sehen und uns denken, es wäre doch an der Zeit, zur Abwechslung wieder einmal schnell zum Ziel zu kommen. Erst auf der Autobahnauffahrt merken wir, dass wir uns verfahren haben. Wir erinnern uns daran, dass wir diese Autobahn nie wieder benutzen wollten.

Doch es ist bereits schwer, diese Entscheidung noch zu ändern. Denn wie auf einer richtigen Autobahn können wir auf unserer Suchtautobahn nicht einfach wenden. Wir können aber die nächste Ausfahrt nehmen.

Manchmal tun wir uns auch dabei schwer, denn schließlich fährt unser Suchtteufelchen mit. Es genießt das Glücksgefühl, endlich wieder einmal die Oberhand zu haben und wird dadurch unheimlich stark. Sie können es sich vorstellen wie einen Flaschengeist, der plötzlich aus der Flasche kommt und auf einmal riesig groß neben Ihnen steht.

Die Lösung ist aber in jedem Fall:
Die nächste Autobahnabfahrt nehmen!

Was heißt das konkret?

Setzen Sie alle Skills ein, die verfügbar sind. Setzen Sie notfalls einen radikalen Schritt, konzentrieren Sie alle Widerstandskraft auf ein paar Sekunden und werfen Sie Ihre süchtig machenden Lebensmittel einfach weg.

Ja, das klingt hart.

Lassen Sie sich dennoch vom Suchtteufelchen nichts über die 60 Millionen Tonnen Lebensmittel erzählen, die in der EU jährlich im Müll landen. Ist das eine Katastrophe? Ja. Sollten Sie sich damit beschäftigen? Ja. Aber nicht jetzt.

Es ist für Sie und damit auch für die Welt besser, wenn Ihr Rückfall eine einmalige, kurze Episode bleibt.

Je früher Sie es versuchen, desto leichter ist es, die Autobahn wieder zu verlassen. Wegen der Rinder, Rehe oder Hasen, wegen der fehlenden Beleuchtung und der Grasbüschel.

Aber Sie wissen ja: Sie sind genialer Autobahnbaumeister und professioneller Bautrupp in einem. Sie brauchen die Autobahn nur wieder eine Weile zu benützen, und schon erstrahlt sie in altem Glanz.

Benutzen Sie bei einem Rückfall unbedingt gleich die nächste Abfahrt. Nein, nicht die übernächste, wie Ihr Suchtteufelchen am Nebensitz sagt. Fahren Sie auch nicht weiter, weil Nostalgie doch irgendwie ein schönes Gefühl ist, wie es vielleicht auch sagt. Fahren Sie unbedingt sofort wieder ab.

Das gemeine „Jetzt ist es schon egal"-Gefühl

Hier kommt auch ein Gefühl ins Spiel, das Sie bestimmt schon kennen, und auf das Sie sich für mögliche Rückfälle vorbereiten sollten. Das Gefühl, dass Sie nun schon einen Fehler gemacht haben, und dass es jetzt nicht mehr darauf ankommt.

Sie denken, dass Sie jetzt ohnedies essen können, was Sie wollen. Sie entwickeln eine „Scheiß drauf"-Haltung. Sie schauen die Lebensmittel an, die Sie eigentlich nicht essen wollten und die Ihnen nicht guttun und denken:

Ich habe ohnedies versagt,
also go for it!

Dabei sind Sie von sich enttäuscht. Sie zweifeln an Ihren Plänen und haben das Gefühl, es nie schaffen zu können. Sie könnten weinen.

Sie steigern sich damit in einen
riesengroßen Blödsinn hinein.

In Wirklichkeit, und das ist besonders schwer zu erkennen, redet auch hier das Suchtteufelchen.

Es wittert seine Chance, die Oberhand zu behalten und packt die „Jetzt ist es schon egal"-Masche aus. Es sagt:

Jetzt, wo du schon die Schokolade gegessen hast,
kannst du dir gleich auch eine Tiefkühlpizza auftauen.

Morgen fängst du einfach noch einmal von vorne an.

Das Suchtteufelchen weiß genau: Morgen wird die Autobahn schon wieder viel besser ausgebaut sein. Dann wird es zwar wieder Argumente finden müssen, aber es wird ihm dann schon bedeutend leichter fallen.

Drei Grundregeln für Rückfälle

Wenn Sie, was nicht zu vermeiden ist, mit einem Rückfall kämpfen, sollten Sie die folgenden drei Grundregeln beachten.

Regel eins. Rückfälle in ein altes Verhalten gehören zu jeder Art von süchtigem oder suchtähnlichem Verhalten.

Regel zwei. Das oberste Ziel ist es nicht, dass Sie keine Rückfälle haben. Das oberste Ziel ist es, dass Rückfälle möglichst selten auftreten.

Regel drei. Wenn es passiert ist, geht es darum, den Rückfall so kurz wie möglich zu halten.

> *Lassen Sie es bei Rückfällen nicht zu, dass Sie*
> *Ihr schlechtes Gewissen in die Hände des Sucht-*
> *teufelchens treibt. Denken Sie daran, dass Rückfälle*
> *Teil des Spiels sind und konzentrieren Sie sich darauf,*
> *immer so lange wie möglich Ihrer neuen Essroutine treu*
> *zu bleiben und Rückfälle, wenn sie schon passieren,*
> *möglichst kurz zu halten.*

Ein Ausrutscher kann vorkommen, das ist normal. Sie sind deshalb kein schlechter Mensch. Sie sind nicht willensschwach und auch kein hoffnungsloser Fall, auch wenn Sie sich selbst gerade in solchen Momenten dafür halten.

Selbst wenn Sie den Rückfall gut überstehen und die Suchtautobahn erfolgreich wieder verlassen, sollten Sie nicht
gleich wieder zur Tagesordnung übergehen. Denn Rückfälle
bieten Ihnen eine Möglichkeit, neue Erkenntnisse zu sam-
meln, Erkenntnisse über sich selbst. Beachten Sie deshalb
nach jedem Rückfall folgende zwei Schritte.

Schritt eins nach einem Rückfall:
Ehrliche Analyse, was passiert ist.

Für diese ehrliche Analyse eignet sich das folgende Rück-
fallprotokoll, in dem Sie bitte ankreuzen, was zu Ihrem
Rückfall geführt hat. Am besten, Sie machen für alle Fälle
ein paar Kopien davon.

Bitte bedenken Sie immer: Ein Rückfall kann Sie in Selbstmitleid stürzen, Ihren Willen schwächen und damit Ihre Ernährungsumstellung sabotieren. Allzu leicht bleiben Sie in
Ihrem Rückfall hängen, konsumieren weiter und in kürzes-
ter Zeit ist alles wieder so wie früher. Deshalb ist ein Rückfall immer auch ein Weichenpunkt zwischen Konsum und
Kontrolle.

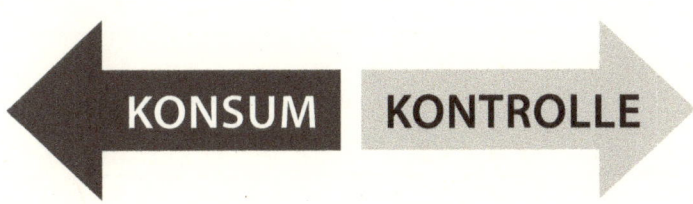

RÜCKFALLSPROTOKOLL (BITTE KOPIEREN)

GRÜNDE	JA	NEIN
CRAVING: DAS VERLANGEN, UNBEDINGT ETWAS ZU ESSEN	☐	☐
KÖRPERLICHE ERSCHEINUNGEN: HUNGER, ERSCHÖPFUNG...	☐	☐
UNANGENEHME GEFÜHLE, PSYCHISCHER DRUCK	☐	☐
GEFÜHLSAUFWALLUNGEN UND STIMMUNGSSCHWANKUNGEN	☐	☐
CHRONISCHE, INNERE LEERE	☐	☐
LANGEWEILE	☐	☐
DEPRESSIONEN	☐	☐
ÄNGSTE	☐	☐
PROBLEME IN ZWISCHENMENSCHLICHEN BEZIEHUNGEN	☐	☐
EINSAMKEIT: SELBST WENN ALLE SCHLAFEN, LIEBEN MICH MEINE SCHOKOBANANEN	☐	☐
GESELLSCHAFTLICHER DRUCK (EINLADUNGEN, PARTY, ESSENSEINLADUNG...)	☐	☐

WAS WAR? _____

_____

_____

_____

_____

_____

WANN BEGONNEN? _____

WANN BEENDET? _____

Bleiben Sie deshalb ganz rational. Fahren Sie von der Autobahn ab, ziehen Sie die Notbremse, machen Sie einen Cut. Und dann analysieren Sie, was eigentlich gerade passiert ist.

Das ist im Vergleich zum Versinken im Selbstmitleid der reifere Weg. Er kommt ohne Gejammer und Gezeter aus. Er bedarf nur einer erwachsenen, schlichten, sachlichen Analyse.

Wenn wir beim Wandern im feuchten Laub ausrutschen, bleiben wir auch nicht am Boden liegen und heulen, wie gemein das ist und wie schwach wir sind. Stattdessen stehen wir auf, klopfen uns ab und gehen in die gleiche Richtung weiter, in die wir vorher auch unterwegs waren.

„Im Prinzip ist es, als wären Sie mit dem Auto aufs Bankett gefahren", sage ich meinen Patientinnen und Patienten nach Rückfällen oft. „Wichtig ist es jetzt, dass Sie möglichst schnell wieder auf die Straße zurückfahren."

Das kriegen auch Sie hin!

Übrigens: Jammern ist auch eine normale und durchaus menschliche Reaktion auf einen Rückfall. Also jammern Sie ein bisschen, wenn Sie wollen. Aber halten Sie sich nicht zu lange damit auf.

Schritt zwei nach einem Rückfall:
Abstand nehmen, Schutzphase.

„Ich habe es ja nicht absichtlich gemacht", jammerte jüngst eine heroinsüchtige Patientin nach einem Rückfall. „Wozu soll ich jetzt wieder jeden Tag in die Ambulanz kommen? Immerhin habe ich mir den Rückfall ja eingestanden und weiß genau, wie es dazu gekommen ist."

„Schon klar, dass Sie es nicht absichtlich gemacht haben, aber ein Rückfall ist trotzdem etwas, was Sie ernst nehmen sollten", antwortete ich. „Ein Rückfall legt Konsequenzen nahe, damit Sie wieder besser vor sich selbst geschützt sind. Wenn Sie jetzt in der Phase nach dem Rückfall jeden Tag in die Ambulanz kommen, haben Sie wieder mehr Struktur und sind weniger gefährdet."

Die Phase nach dem Rückfall, die wir besprochen haben, nennen wir

Schutzphase.

In dieser Schutzphase geht es darum, Abstand zu nehmen von dem, was passiert ist. Es geht darum, Konsequenzen zu ziehen, sie zu tragen und Verantwortung zu übernehmen für unser Verhalten.

„Mein Ernährungsplan ist eigentlich ganz simpel", erklärte mir eine gut befreundete Internistin einmal. „Ich ernähre mich, soweit es geht, nach der mediterranen Diät. Zusätzlich esse ich ein bis zwei Mal pro Woche nur Frühstück und faste dann 24 Stunden bis zum nächsten Frühstück, einfach aus gesundheitlichen Gründen."

„Schaffst du es, das durchzuhalten?", fragte ich sie.

„Wenn ich einmal die Kontrolle verliere, zum Beispiel weil der Stress überwiegt und ich zu viel esse, dann faste ich einfach am darauffolgenden Tag 24 Stunden lang. Danach habe ich wieder das Gefühl, alles ist normal und hat sich wieder reguliert."

In der Schutzphase geht es vor allem darum, sich vor sich selbst zu schützen und das, was passiert ist, auszugleichen, um sich wieder besser zu fühlen.

Die Chance, die in der negativen Energie liegt

Wir können einen Ausrutscher nicht rückgängig machen. Aber wir können mit der negativen Energie, die wir danach in uns haben, arbeiten.

Wir können die Wut, den Ärger, die Hoffnungslosigkeit, die Scham nützen, um in Aktion zu treten und letztendlich dadurch etwas Positives erreichen.

„Ich habe nach dem Rückfall meine Wohnung aufgeräumt", erzählte mir einmal eine Patientin. „Das gab mir das Gefühl, mein Leben aufzuräumen, die Scherben wegzuräumen, die vom Rückfall geblieben sind, und ein bisschen wiedergutzumachen, was passiert ist. Ich habe geputzt und meine Sachen neu sortiert. Das gab mir das Gefühl, ich hatte zwar einen Rückfall, aber ich habe schon Abstand dazu, ich habe mein Leben wieder unter Kontrolle."

Hier ein paar Dinge, die Suchtpatienten nach Rückfällen tun, um sich wieder besser zu fühlen, und die erfahrungsgemäß funktionieren.

- *Wäsche waschen*
- *Bügeln*
- *Regale sortieren*
- *Blumen umtopfen*
- *Eine To-Do-Liste machen*
- *Böden einlassen*
- *Ins Fitness-Center gehen*
- *Radfahren*
- *Fenster putzen*
- *Rechnungen sortieren und einzahlen*

„Was bin ich nur für ein Idiot", jammerte ein anderer Patient nach einem Rückfall in sein altes Konsumverhalten. „Jetzt habe ich schon so lange durchgehalten und dann gestern das. Ich könnte mich ohrfeigen!"

„Das würde niemandem etwas bringen", antwortete ich. „Gibt es auch etwas Sinnvolles, was Sie heute machen könnten?"

Nach einigem weiteren Jammern fiel ihm etwas ein, das er länger schon erledigen wollte. „Ich könnte mich endlich zu dieser Gastroskopie anmelden", sagte er.

„Ist Ihr Hausarzt heute da?", fragte ich.

Ein paar Tage später kam er wieder. „Ich weiß jetzt, was Sie meinen", sagte er. „Jede Medaille hat zwei Seiten. Ich hatte zwar einen Rückfall, aber erst dadurch, dass es mir so schlecht ging, hatte ich die Energie, mich für diese Untersuchung anzumelden."

Sechs etwas brutalere Möglichkeiten, sich nach einem Rückfall in alte Konsummuster wieder besser zu fühlen.

- *Für eine Gastroskopie/Koloskopie anmelden*
- *Einen Termin beim Zahnarzt vereinbaren*
- *Die überfällige Routine-Untersuchung beim Urologen vereinbaren*
- *Bikini-Waxing*
- *Epilieren*
- *Die Steuererklärung in Angriff nehmen*

Kommt Ihnen das sadistisch vor?

Mag sein, dass es das auch ist. Dennoch sind das Methoden, die Menschen anwenden, um sich nach einem Rückfall wieder besser zu fühlen. Methoden, von denen wir als Suchtmediziner jeden Tag hören.

Aber zurück zu Ihnen.

Was könnte Ihnen nach einem Rückfall helfen, sich wieder etwas besser zu fühlen? Was ist die für Sie passende Methode? Bitte füllen Sie das folgende Arbeitsblatt aus!

20 MÖGLICHKEITEN, SICH NACH EINEM RÜCKFALL WIEDER BESSER ZU FÜHLEN

PUNKTE	JA	NEIN
DIE WÄSCHE WEGBÜGELN	☐	☐
WOHNUNG PUTZEN	☐	☐
FENSTER PUTZEN	☐	☐
BÖDEN EINLASSEN	☐	☐
RECHNUNGEN EINZAHLEN UND EINORDNEN	☐	☐
EINE TO-DO-LISTE ERSTELLEN, AUF DER EIN PAAR SACHEN STEHEN, DIE SIE SCHNELL MACHEN KÖNNEN ODER DIE SIE GERADE ERLEDIGT HABEN	☐	☐
_____	☐	☐
_____	☐	☐
_____	☐	☐
_____	☐	☐
_____	☐	☐
_____	☐	☐
_____	☐	☐
_____	☐	☐
_____	☐	☐
_____	☐	☐

WAS SOLL ICH JETZT EIGENTLICH ESSEN?

Wie Sie beim Essen eine stabile Sättigung
und eine ausgeglichene Stimmung ohne böse
Nebenwirkungen erreichen.

Sie haben viel über Craving gehört und wissen jetzt, was Sie dagegen tun können. Aber die Frage, was Sie nun eigentlich morgen zum Frühstück essen sollen, hat Ihnen dieses Buch noch nicht beantwortet. Nur so viel haben wir gesagt, und wir betonen es noch einmal, weil wir es für besonders wichtig halten:

Konzentrieren Sie sich darauf, was Sie essen dürfen,
und nicht darauf, was Sie vermeiden sollten.

Freude an Ihrer neuen Ernährungsform und Neugier auf Ihre Möglichkeiten dabei sind viel besser, als der alten hinterher zu jammern und sie dadurch nie wirklich loslassen zu können.

Aber werden wir konkreter.

Was sollen Sie essen? Zum Frühstück, zu Mittag, am Abend und vielleicht auch zwischendurch?

Sie brauchen einen Plan, und uns als Suchtmedizinern fällt dabei als erstes etwas ein, das wir „Substitutionstherapie" nennen.

Die Substitutionstherapie

Ja genau, Substitutionstherapie. Das ist in der Suchtmedizin die Sache mit dem Methadon und so. Mit diesem Medikament für Menschen, die von Opioiden abhängig sind, und das ihnen beim Entzug hilft. Das Ziel bei einer Behandlung mit Substitutionsmedikamenten besteht darin, dass Patienten keine illegalen Drogen mehr konsumieren, da diese oft sehr gefährlich sind, und sich ein normales gesunden Leben mit Arbeit, Freunden und Familie aufbauen können.

Was hat das mit Ihrem morgigen Frühstück zu tun?

Ganz einfach: Substitutionsmedikamente haben, verglichen mit Heroin oder anderen Drogen, keine oder eine nur geringe euphorisierende Wirkung. Sie verhindern aber körperliche Entzugsbeschwerden. Genau dasselbe wollen wir auch bei Ihnen erreichen. Mit einer Substitution für das Essen, das bei Ihnen zu einem suchtähnlichen Verhalten führt.

*Substituieren Sie das Essen, das suchtähnliches
Verhalten bei Ihnen auslöst, durch Essen, das Ihnen guttut
und Sie nährt, und das Ihr Suchtteufelchen aushungert.*

Ein saftiger, fetter Burger von der Fast-Food-Kette Ihres Vertrauens oder eine große Tafel Schokolade sind sozusagen das Heroin, das bei Ihnen jede Menge Glückshormone bildet und umso stärkere negative Gefühle auslöst, sobald die Wirkung nachlässt. Essen, das Ihnen guttut, löst bei guter Zubereitung ebenfalls Glücksgefühle aus, sie sind aber eher

mit einem leicht euphorisierenden Substitutionsmedikament vergleichbar.

Das Ziel bei Ihrer Substitutionstherapie ist es,
eine stabile Sättigung und eine ausgeglichene
Stimmung zu erreichen.

Ja tatsächlich: Es geht beim Essen nicht nur um die Sättigung, sondern auch um die Stimmung, die es auslöst. Es
ist nicht nur so ein Gefühl. Essen wirkt sich tatsächlich auf
unsere Stimmung aus. Und nur satt zu sein, aber übel drauf,
ist wenig erstrebenswert.

Essen macht alles Mögliche mit unserem Gehirn und die
Entscheidungen, was und wie viel wir essen, fallen letztendlich dort. Das Gehirn ist eine Art Mischpult, das Informationen aus verschiedenen Bereichen des Organismus wahr-
nimmt, verarbeitet und daraus unser Verhalten generiert.

Das Verhalten noch zu ändern, wenn das Gehirn es einmal generiert hat, ist schwer bis unmöglich. Aber es gibt
eine gute Nachricht: Wie bei einem Mischpult verfügen Sie
über Regler, mit denen Sie die Informationen, aus denen Ihr
Gehirn Ihr Verhalten generiert, steuern können.

Sie können sich eine Änderung Ihres Essverhaltens kaum
abzwingen, aber Sie können ein paar Regler so einstellen,
dass Ihr Gehirn automatisch ein Essverhalten für Sie
generiert, das Ihnen guttut.

Was Sie nun eigentlich essen sollen, steht in den Bedienungsanleitungen von einigen dieser Regler. Die wichtigsten stellen wir Ihnen deshalb hier vor.

Regler 1. Magendehnung

Sie wissen bestimmt bereits, dass aufgenommene Nahrung die Magenwand ausdehnt, und vielleicht auch, dass sogenannte Mechanorezeptoren diesen Reiz an den Hypothalamus, das Kontrollzentrum im Gehirn, melden.

Aus diesem Grund haben Sie sich vielleicht schon damit gequält, möglichst viel Wasser zu trinken. In der Hoffnung, die dadurch ausgedehnte Magenwand würde Ihnen ein Sättigungsgefühl bescheren. Die erhoffte Wirkung blieb wahrscheinlich aus. So leicht ist es leider nicht.

Inzwischen hat sich auch herausgestellt, dass die Magenfüllung alleine, anders als die Wissenschaft lange annahm, kein Sättigungssignal auslösen kann. Vielmehr gibt es im Magen auch Chemorezeptoren, die gleichzeitig registrieren, wie viele Nährstoffe die Nahrung enthält, und die diesen Wert ebenfalls ans Gehirn melden.

Dehnungs- und Chemorezeptoren arbeiten zusammen.

Wenn wir eine größere Menge kalorienarme Flüssigkeit zu uns nehmen, dehnt sich zwar der Magen aus und aktiviert die Dehnungsrezeptoren. Die Chemorezeptoren reagieren darauf aber nicht, weshalb das Sättigungsgefühl ausbleibt.

Wenn wir eine kleine Menge einer sehr energiereichen Nahrung zu uns nehmen, wie zum Beispiel einen Schokoriegel, ist zwar der aktuelle Energiebedarf gedeckt und die Chemorezeptoren melden das, allerdings ist der Magen nicht genügend gedehnt. Die Dehnungsrezeptoren reagieren nicht, das Sättigungsgefühl bleibt ebenfalls aus.

Wie können wir nun Regler 1 betätigen?

Ganz einfach: Indem wir versuchen, vorwiegend Nahrung zu konsumieren, die viel Volumen und wenig Kalorien hat.

Sie dachten vielleicht, das Tolle am Gemüse wäre, dass es so „gesund" ist, was Sie seit Ihrer Kindheit ständig zu hören bekommen und was ja auch stimmt. Beim Abnehmen ist aber das eigentlich Tolle am Gemüse etwas anderes. Es hat einen hohen Wasseranteil von 75 bis 95 Prozent und dadurch wenig Kalorien. Gleichzeitig enthält es aber viele Ballaststoffe und Vitamine.

Gemüse hat viel Volumen, aber wenig Kalorien und sendet deshalb die für das Abnehmen perfekten Informationen an das Gehirn. Sie lauten: satt.

Die WHO, die *Weltgesundheitsorganisation*, empfiehlt, täglich mehrmals Gemüse zu essen. Schon klar, das können Sie inzwischen trotz allem nicht mehr hören. Dass neben Gemüse auch Obst und Vollkornprodukte die Rezeptoren in Ihrem Magen auf die richtige Weise stimulieren, sind für Sie wahrscheinlich ebenfalls keine Breaking News.

Aber vielleicht verführt Sie ja die Vorstellung von volumenreichen und kalorienarmen Lebensmitteln in Ihrem

Magen und dessen daraus resultierenden Sättigungsnachrichten an Ihr Gehirn dazu, Ihren Menüplan zu überdenken. Immerhin bedeutet dieser Regler Macht über sich selbst und über das Suchtteufelchen.

Um ihn richtig zu bedienen, müssen Sie nur einen kurzen Blick ins Internet werfen. Er wird Ihnen zeigen, wie viel sich Menschen bereits zu Möglichkeiten gemüsebetonter und ballaststoffreicher Ernährung überlegt haben.

Wenn Sie bei gemüsebetonter und ballaststoffreicher Ernährung anfangs leichte Unzufriedenheit spüren, denken Sie immer wieder daran: Ihr Essen ist ein Substitutionsmedikament. Es soll Sie nicht vollstopfen und zumüllen, wie Sie es gewöhnt waren.
Es soll Sie heilen, nähren, Ihnen Kraft geben, Ihnen die Macht über Ihr Essverhalten zurückgeben und Ihr Suchtteufelchen aushungern.

Bedenken Sie bitte auch: Ballaststoffe können bis zum Hundertfachen ihres Eigengewichts an Wasser binden. Besonders wichtig ist daher, bei einer ballaststoffreichen Ernährung ausreichend zu trinken. So wirkt sie am besten. Andernfalls kann sie den gegenteiligen Effekt haben. Sie kann mit zu wenig Wasser zu einer Verklumpung und Verhärtung des Magen- und Darminhalts mit Verstopfung führen.

Zur Erinnerung, und damit Sie die Liste immer bei sich haben:

Besonders ballaststoffreiche Lebensmittel sind Roggen,
Roggenknäckebrot, Roggenvollkornmehl/-schrot,
Weizenspeisekleie, Datteln, Dinkel, Erdnüsse, Feigen,
Gerste, Graupen, Hafer, Haferflocken, Haselnüsse,
Holunderbeeren, Mais, Mandeln, Nüsse, Pumper-
nickel, Quitten, Roggenmehl (alle Mehltypen), Roggen-
mischbrot, Schwarze Johannisbeeren, Sultaninen,
Vollkornbrot, Vollkornnudeln, Walnüsse, Äpfel,
Aprikosen, Artischocken, Avocados, Bananen, Birnen,
Blumenkohl, Bohnen, Erbsen, Fenchel, Grünkohl, Heidel-
beeren, Himbeeren, Kürbis, Linsen, Möhren/Karotten,
Rosenkohl, Sauerkraut, Zwiebeln, Ananas, Auberginen,
Erdbeeren, Gurken, Kartoffeln, Kirschen, Kopfsalat,
Mandarinen, Melonen, Pfirsiche, Pflaumen, Spargel,
Spinat, Tomaten, Weintrauben, Zucchini.

Unsere Ideen für Rezepte mit ballaststoffreicher Ernährung würden den Rahmen dieses Buchs sprengen. Sie haben bestimmt Ihre eigenen Vorlieben dabei oder finden etwas im Internet oder in passenden Kochbüchern, das Ihnen gefällt. Bitte füllen Sie aber das folgende Arbeitsblatt aus.

MAGENDEHNUNG

MÖGLICHKEITEN, WIE ICH MEHR BALLASTSTOFFE IN
MEINE MAHLZEITEN INTEGRIEREN KANN:

1 _____

2 _____

3 _____

4 _____

5 _____

6 _____

7 _____

8 _____

9 _____

10 _____

Die Magendehnung können Sie natürlich auch mit einem Fastentag beeinflussen.

Schon wenn Sie nur einen Tag lang wenig oder gar nichts essen und nur Wasser oder ungesüßten Tee trinken, verkleinert sich Ihr Magen.

Einen Tag lang gar nichts zu essen, ist eine Herkules-Aufgabe. Wir verstehen es, wenn Ihnen diese Hürde zu hoch ist.

Andererseits lässt sich dieser Regler damit ziemlich rasch umstellen. Bereits am nächsten Tag ist der Magen etwas kleiner und das Sättigungsgefühl stellt sich rascher ein. Auch Intervallfasten, also zum Beispiel zwischen 8 und 16 Uhr essen und danach erst wieder beim nächsten Frühstück um 8 Uhr, verkleinert den Magen zügig.

Mit Gemüsegerichten und Intervallfasten eichen Sie den Mechanismus in Ihrem Gehirn, der Ihre Hungergefühle generiert, neu.

Regler 2. Blutzucker

Unser Gehirn benötigt konstante Energiezufuhr. Deshalb misst es über sein Kontrollzentrum, den Hypothalamus, ständig den Blutzuckerspiegel. Wenn er zu niedrig ist, schlägt es Alarm. Es aktiviert dabei alle Sinne. Wir sehen und riechen Essen intensiver und spüren den Überlebenstrieb Hunger so stark, dass er beinahe unerträglich wird und wir etwas essen.

Das ist im Grunde ein natürlicher und besonders in der Vergangenheit lebenswichtiger Mechanismus. Denn das Gehirn war für unser Überleben immer der wichtigste Teil unseres Körpers. Fiel bei einem Urzeitmenschen ein Bein aus, konnte er sich noch immer vor einem Säbelzahntiger verstecken oder auf einen Baum flüchten. Fiel sein Gehirn aus, ging gar nichts mehr.

Klar, dass das Gehirn heftige Notfallmaßnahmen ergreift, wenn es seine Energiezufuhr aufgrund der in seinem Kontrollzentrum einlangenden Daten bedroht sieht.

Das Dumme ist nur, dass unser Gehirn in Zeiten des Nahrungsüberschusses und der modernen Ernährung den Alarmzustand meist aufgrund mehr oder weniger gefakter Daten ausruft.

Damit sind wir wieder beim GI, dem Glykämischen Index von Lebensmitteln. Ist er hoch, treibt er unseren Blutzuckerspiegel zunächst in die Höhe, um ihn gleich darauf wieder abstürzen zu lassen. Befindet er sich gerade oben, ist das Gehirn zufrieden, doch ist er am Tiefpunkt angelangt, gerät es in Panik und tut alles, um uns zur Nahrungsmittelaufnahme zu zwingen. Um den Tricks des Gehirns dann noch zu widerstehen, bräuchte es schon Superkräfte in den Bereichen Selbstkontrolle und Disziplin.

Wie können wir diese Blutzuckerschwankungen samt Heißhungerattacken verhindern? Indem wir vorwiegend Lebensmittel mit niedrigem GI essen und Lebensmittel mit hohem GI zumindest mit solchen mit niedrigem GI kombinieren.

Vielleicht kennen Sie die Tabellen zum Glykämischen Index schon, hier ist dennoch eine, damit Sie immer eine zur Hand haben und sich erinnern und orientieren können.

Lebensmittel	GL*	Lebensmittel	GL
Ananas frisch	5,9	Champignons	0,1
Apfel frisch	4	Chinakohl	0,1
Apfel getrocknet	25,9	Chips	28,4
Apfelmus	8,8	Cornflakes	72,3
Apfelsine/Orange	4	Couscous	45,5
Aprikosen frisch	2,6	Croissant	31,5
Aprikosen getrocknet	19,2	Datteln getrocknet	66,1
Aubergine	0,5	Dinkelbrot	19
Bagels	35,7	Donuts	30
Baguette	38,8	Eier	<1
Bambussprossen	0,2	Eiscreme gezuckert	16,8
Banane	11,8	Endivien	0,1
Birne frisch	4,8	Energieriegel ungezuckert	21
Biskuit	57,4	Erbsen frisch	4,6
Bleichsellerie	0,3	Erdbeeren frisch	1,3
Blumenkohl	0,8	Erdnüsse	1,3
Bohnen grün	1,5	Feige frisch	4,5
Bohnen rot	5,6	Feige getrocknet	27,6
Brioche	40,6	Feldsalat	0,1
Brokkoli	0,9	Fisch	<1
Brot aus Weißmehl	34,3	Fleisch	<1
Bulgur gekocht	38	Gnocchi	23,5
Buttermilch	1,4	Grieß	44,1
Cerealien	56	Gurke	0,3

* 0-10: niedrig, 10-19: mittel, >20: hoch

Lebensmittel	GL*	Lebensmittel	GL
Haferflocken	23,5	Orange frisch	3,5
Heidelbeeren	1,5	Ovomaltine	42,6
Himbeeren	2	Pesto	2,4
Hirse	48,3	Pfirsich frisch	3,3
Honigmelone	6,5	Pflaume getrocknet	26,8
Joghurt Vollmilch	1,8	Pistazien	2,7
Kakaopulver ohne Zucker	2,2	Pizza	15
Karotten roh	2,7	Pommes frites	33,3
Kartoffelgratin	10,3	Popcorn ohne Zucker	59,5
Kartoffel mit Schale	11,1	Quark	1,2
Kartoffelstärke	78,9	Quinoa	20,5
Käse	<1	Radieschen	0,3
Kekse	27,5	Reis weiß	55,3
Kirschen	2,5	Roggenvollkornbrot	20,3
Klebreis	67,5	Salat grün	0,6
Kohl	0,5	Sandgebäck	33
Konfitüre	42,3	Schnellkochreis	67,2
Kürbis	0,7	Schokolade schwarz	6,9
Linsen grün	10	Schokoladeriegel	35,5
Maisbrei Polenta	19,8	Senf scharf	2,1
Maizena	59,5	Senf süß	11,6
Mars®	45,5	Tofu	0,3
Milch	1,5	Tomate	0,8
Milchbrot	32,4	Tomate getrocknet	4,2
Müsli mit Zucker	43,6	Vollkornbrot mit Hefeteig	18
Naturreis	39	Wassermelone	4,5
Nudeln:		Weintrauben	7,5
Spaghetti eiweißreich	15	Weißbrot	38,8
Spaghetti eiweißarm	30	Weißes Toastbrot	42,5
Spaghetti Bolognese	7	Wildreis	24,9
Nutella®	28,6	Zucchini	0,3
Oliven	0,2	Zwiebel	0,8

Die Sache läuft so: Wenn wir etwas mit hoher glykämischer Last essen, wie zum Beispiel Weißbrot, steigt der Blutzucker rasch. Er steigt umso höher an, je höher die glykämische Last des Nahrungs-mittels ist. Wegen des vielen Zuckers, der so ins Blut gelangt, bildet der Körper viel Insulin, das er braucht, um den Zucker wieder aus dem Blut zu entfernen. Durch das viele Insulin sinkt der Blutzu-ckerspiegel nun aber wieder zu weit hinab und der Hypothalamus schlägt Alarm.

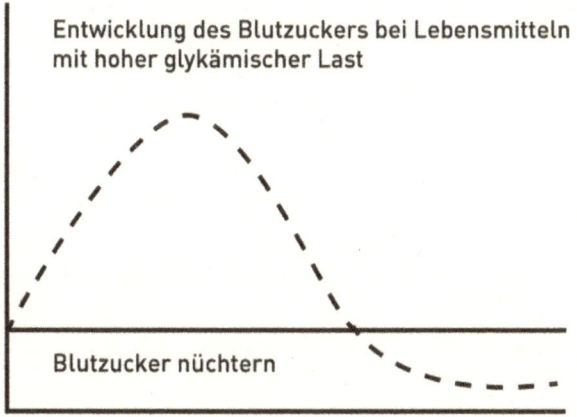

Entwicklung des Blutzuckers bei Lebensmitteln
mit hoher glykämischer Last

Blutzucker nüchtern

Essen wir Lebensmittel mit niedriger glykämischer Last, steigt der Blutzucker viel weniger an, die Kurve bleibt flacher. Denn wir nehmen die Kohlenhydrate solcher Lebensmittel langsamer auf. Kein Anstieg des Blutzuckerspiegels, kein Insulin, kein Absturz des Blutzuckerspiegels, kein Alarm. Die Monitore im Hypothalamus laufen ruhig vor sich hin.

REGLER 2: BLUTZUCKER

WELCHE LEBENSMITTEL MIT HOHEM GI ESSE ICH
REGELMÄSSIG? UND WIE GEHT ES MIR DANACH?

1 _____

2 _____

3 _____

4 _____

5 _____

WELCHE LEBENSMITTEL MIT NIEDRIGEM GI ESSE ICH
REGELMÄSSIG? WELCHE KÖNNTE ICH NOCH ÖFTERS ESSEN?

1 _____

2 _____

3 _____

4 _____

5 _____

Regler 3. Schlaf

Studien haben gezeigt, dass ausreichend Schlaf den Spiegel des Hungerhormons Ghrelin senkt und jenen des Sättigungshormons Leptin erhöht.

Wenig Schlaf bewirkt das Gegenteil. Studienteilnehmer, die wenig schliefen, hatten mehr Appetit und aßen dementsprechend mehr als die Vergleichsgruppe. Sie bevorzugten dabei kalorienreiche Nahrung und aßen besonders gerne abends oder nachts.

Forscher der University of Chicago fanden zudem heraus, dass gesunde Versuchsteilnehmer, wenn ihr Schlaf von 8,5 Stunden auf 5,5 Stunden pro Nacht sinkt, um bis zu 31 Prozent weniger Sport betreiben.

Zu wenig Schlaf löst im Hinblick auf Ihre
schlanke Linie einen Teufelskreis aus.

Oder, anders ausgedrückt:

Mit ausreichend Schlaf ist Abnehmen viel einfacher.

Schlaf spielt auch eine Rolle beim Auf- und Abbau des Stresshormons Cortisol. Am stärksten sinkt der Cortisolspiegel im Schlaf zwischen 22 Uhr und Mitternacht ab. Diese Schlafphase ist deshalb die erholsamste.

Ab 3 Uhr steigt der Cortisolspiegel wieder. Der Körper bereitet sich in dieser Zeit langsam auf die Stresssituationen des Tages vor. Deshalb ist der Schlaf in dieser Phase auch nicht mehr so erholsam.

Aber was hat das Stresshormon Cortisol mit Ernährung zu tun?

Überlegen Sie kurz, wie Sie sich fühlen, wenn Sie gestresst sind. Sie sind angespannt, unkonzentriert und eventuell nervös. Ihr Risiko für emotionales Craving ist besonders hoch. Sie trinken Kaffee oder *Red Bull* oder versuchen, mit Hilfe von Snacks wieder auf den Boden zu kommen und Ihre Energiedefizite auszugleichen.

Wie steht es also um Ihren Schlaf?

REGLER 3: SCHLAF

WIE OFT PRO WOCHE SCHLAFE ICH IN DER ZEIT ZWISCHEN 22 UHR UND MITTERNACHT? ⟶

WIEVIELE STUNDEN PRO TAG SCHLAFE ICH DURCHSCHNITTLICH? ⟶

WIE OFT KOMME ICH ZU EINEM MITTAGSSCHLAF? ⟶

    WÄHREND DER WOCHE: ⟶

    AN DEN WOCHENENDEN: ⟶

    IM URLAUB: ⟶

WIE OFT MUSS ICH AM WOCHENENDE SCHLAF NACHHOLEN? ⟶

SCHLAFE ICH GUT? ⟶

WENN NEIN, WIE KANN ICH MEINEN SCHLAF VERBESSERN? ⟶

Die meisten Menschen wissen aus ihrer Selbstbeobachtung, was sie tun müssten, um ihren Schlaf zu verbessern. Sollte Ihnen der Schlaf besondere Schwierigkeiten machen, finden Sie am Buchmarkt sehr gute Anleitungen, was Sie tun können. So etwa das Buch „Schlaf gut – Das Geheimnis erholsamer Nachtruhe" von dem britischen Schlafphysiologen Dr. Guy Meadows.

Regler 4. Entzündungsfaktoren

Von diesem Regler war in diesem Buch bereits die Rede: High processed foods, also stark verarbeitete Lebensmittel, enthalten meist viele gesättigte Fette und sogenannte Transfette. Sie führen im Körper zu einer vermehrten Freisetzung freier Radikale, die Entzündungsreaktionen begünstigen. Etwa im Hypothalamus, dem Kontrollzentrum des Gehirns, das unser Hungergefühl reguliert. Dadurch verlieren wir die Kontrolle darüber, wieviel wir essen, wann wir aufhören und was wir auswählen.

Was bedeutet das?

Hände weg von allem, das viele gesättigte
Fette oder Transfette enthält.

Viele gesättigte Fette befinden sich in allen tierischen Lebensmitteln, wie Butter, Milchprodukten, Fleisch und Wurstwaren. Zudem sind sie Bestandteil pflanzlicher, fester

Fette. In diese Kategorie fallen auch Kokosfett oder andere gehärtete Pflanzenöle, die fast immer in Süßwaren oder Gebäck vorzufinden sind. Fertiggerichte und Fast Food strotzen geradezu vor gesättigten Fettsäuren.

Auch hier erweist sich die App *codecheck* als nützlich. Sie zeigt groß und deutlich in grün oder rot am Display Ihres Handys an, wie viele gesättigte Fette ein Lebensmittel enthält.

Machen Sie einen Sport daraus. Scannen Sie im Supermarkt, bevor Sie kaufen, und scannen Sie daheim die Sachen in Ihren Regalen. Sie werden Überraschungen erleben.

Ich habe mit *codecheck* nicht nur festgestellt, dass die Lieblingsbonbons meiner Nichte gleich zu 89,9 Prozent aus Zucker bestehen, sondern dass auch die altmodischen Wiener Manner Neapolitaner einen hohen Wert von gesättigten Fetten (13 Gramm je 100 Gramm) aufweisen. Womit sie immer noch besser liegen als Vergleichsprodukte etwa von *Nestlé*. So kommen die *Nestlé KitKat Chunky White*-Riegel auf 15,1 Gramm an gesättigten Fetten je 100 Gramm.

Transfette finden sich vor allem in Backwaren und Frittiertem, und ebenfalls in Fertigprodukten, Fast Food und Snacks.

Wir gehen davon aus, dass die entzündlichen Veränderungen im Hypothalamus, die solche Lebensmittel auslösen, bei übergewichtigen Menschen eine große Rolle bei ihrer verminderten Kontrolle des Hungergefühls spielen.

Ein Grund zu verzweifeln ist das aber nicht. Denn diese entzündlichen Veränderungen bilden sich wieder zurück, sobald die Auslöser der Entzündung, also die schädigenden Fette, wegfallen.

Für den Regler Entzündungsfaktoren gilt:
Stellen Sie ihn auf null. Essen Sie möglichst nichts,
zumindest nichts industriell Hergestelltes, das gesättigte
Fette enthält. Auch nicht ausnahmsweise.

REGLER 4: ENTZÜNDUNGSFAKTOREN

WELCHE GESÄTTIGTEN FETTSÄUREN UND TRANSFETTE SIND MEIN GRÖSSTES PROBLEM?	WODURCH KÖNNTE ICH SIE AUSTAUSCHEN?

WELCHE GESÄTTIGTEN FETTSÄUREN UND TRANSFETTE SIND MEIN GRÖSSTES PROBLEM?	WODURCH KÖNNTE ICH SIE AUSTAUSCHEN?

Regler 5. Neuroprotektive Faktoren

Die neuroprotektiven Faktoren beschützen unser Gehirn, etwa indem sie Nervenzellen stärken oder Zellwände stabilisieren. Sie sorgen dafür, dass unsere Stimmung stabil bleibt und unser Depressionsrisiko sinkt.

Die neuroprotektiven Faktoren sind damit ein Geschenk des Himmels beziehungsweise der Evolution, wenn es ums Abnehmen geht. Und sie haben einen großen Vorteil: Es gibt ein paar Lebensmittel, die neuroprotektiv wirken.

Hier ein paar Beispiele für solche Lebensmittel, von deren wohltuender Wirkung Sie vielleicht schon gehört haben, ohne sie im Detail zu verstehen.

Antioxidantien. Antioxidantien bekämpfen oxidativen Stress in den Zellen, der eine Schädigung von Nervenzellen bewirken könnte. Sie beschützen die Nervenzellen dadurch. Antioxidantien sind in Obst, vor allem in Beeren, und in Gemüse enthalten.

Folsäure. Bei zu niedrigem Folsäurespiegel kann es zu Schädigungen von Neurotransmittern, Störungen in der Enzymbildung und Schädigungen von Nervenzellen kommen. In vielen Studien zeigte sich ein deutlich erhöhtes Depressionsrisiko bei Folsäuremangel. Folsäure ist in Brokkoli, Kohl, Kohlsprossen, Spinat, Spargel, Zitrusfrüchten, Linsen, Kichererbsen und Avocados enthalten.

Magnesium. Für Magnesium gilt ähnliches wie für Folsäure. Ein Mangel kann mit erhöhtem Depressionsrisiko einhergehen. Besonders viel Magnesium enthalten Nüsse, Hülsenfrüchte, Vollkornprodukte, Sonnenblumenkerne, Leinsamen, Spinat, Kohlrabi, Bananen und Himbeeren.

Omega-3-Fettsäuren. Sie sind unter anderem wichtig für die Zellwände, für Nerven- und Bindegewebszellen. Weiters beeinflussen sie die Blut-Hirn-Schranke und die Durchlässigkeit von Blutgefäßen, sie wirken anti-entzündlich, antidepressiv und verlängern die Lebensdauer von Nervenzellen. Damit sind sie nicht nur „gesund", sondern auch stabilisierend für unser Gemüt. Fisch ist eine der Hauptquellen für Omega-3-Fettsäuren. Studien zeigen deshalb ein vermindertes Depressionsrisiko bei Menschen, die viel Fisch essen. Besonders viel davon findet sich in Thunfischen, Makrelen, Lachsen, Forellen, Sardinen und im Dorsch. Auch Öle (Rapsöl, Hanföl, Leinöl, Walnussöl), Gemüse (Kohlsprossen, Spinat, Bohnen, Avocado) sowie Nüsse und Samen (Chia-Samen, Leinsamen, Walnüsse, Mandeln) enthalten Omega-3-Fettsäuren.

BDNF (brain-derived neurotrophic factor). BDNF ist ein Faktor, der in Nervenzellen und Zellen von Gefäßwänden gebildet wird. BDNF ist vor allem für das Wachstum von Nervenzellfortsätzen und für die Funktion von Synapsen, der Verbindung zwischen zwei Nervenzellen, wichtig. Studien zeigten, dass Patienten mit Depressionen signifikant niedrigere BDNF-Spiegel hatten. Erhöhen lässt sich der BDNF vorwiegend durch den Konsum von Nüssen.

Oleinsäure. Oleinsäure stabilisiert die Zellmembranen und erleichtert es in der Folge dem Serotonin, einem „Glückshormon", sich an die Rezeptoren zu binden, die sich in den Zellmembranen befinden. Dadurch verbessert sich die Wirkung des Serotonins und unsere Stimmung stabilisiert sich. Oleinsäure ist im Olivenöl enthalten.

REGLER 5: NEUROPROTEKTIVE FAKTOREN

WELCHE NEUROPROTEKTIVEN LEBENS-
MITTEL MAG ICH GERNE?

WELCHE NEUROPROTEKTIVEN LEBENS-
MITTEL KANN ICH ÖFTER ESSEN?

_____   _____

_____   _____

_____   _____

_____   _____

_____   _____

Regler 6. Sport

Noch so ein Hass-Wort wie „gesund": Sport. Furchtbar, jetzt kommt das auch noch, denken Sie vielleicht. Aber sehen Sie es von der positiven Seite. Als Chance, sich gleich einmal in radikaler Akzeptanz zu üben. Akzeptieren Sie, was Sport mit Ihrem Ernährungsverhalten macht. Und nein, es geht nicht darum, dass Sie dabei Kalorien verbrennen. Das ist *nice to have*. Es geht vielmehr darum, dass Sport Ihren Appetit zügelt. Lesen Sie bitte den folgenden Absatz besonders aufmerksam.

Britische Forscher beobachteten in einer Studie zwei Gruppen. Eine ließen sie neunzig Minuten lang auf dem Laufband trainieren, die andere durfte nur einfach nichts essen. Im Anschluss durften sich beide Teilnehmergruppen an einem All-You-Can-Eat-Buffet bedienen. Das Ergebnis: Diejenigen, die Sport getrieben hatten, nahmen im Schnitt ein Drittel weniger Kalorien, nämlich 663, zu sich. Die Nicht-Sportler kamen auf 947 Kalorien.

Den Wissenschaftlern zufolge gibt es zwei Erklärungen dafür: Sport reduziert das appetitanregende Hormon Ghrelin, während er das Hormon, das den Hunger unterdrückt, ansteigen lässt

Ghrelin entsteht in den Zellen der Magenschleimhaut und der Bauchspeicheldrüse. Die Forscher vermuten, dass ein durch den Sport reduzierter Blutfluss in Richtung Magen für weniger Ghrelin im Blutkreislauf sorgt.

Andere Studien zeigen, dass Sport Dopaminausschüttungen bewirkt. Wenn wir Sport betreiben, müssen wir uns weniger Glücksgefühle vom Essen holen, was ebenso unseren Appetit zügeln kann.

Wenn wir uns nach dem Sport mit richtig viel kalorienreichem Essen belohnen wollen, weil wir meinen, das jetzt wirklich zu brauchen, dann überlegen Sie gut, wer da spricht. Ist es vielleicht Ihr Suchtteufelchen?

Intensiver Sport reduziert
das Hungergefühl.

Das ist jedenfalls die Sachlage, die es radikal zu akzeptieren gilt. Es ist einfach so. Wir können es nicht ändern.

Sie suchen andere Wege und haben schon von vielen Möglichkeiten gehört, wie Sie ohne Sport abnehmen können.

Das mag alles so sein. Dennoch ändert es nichts an der Tatsache, dass Sie den Einfluss von Sport auf den Appetit radikal akzeptieren müssen.

Es liegt aber natürlich bei Ihnen, ob Sie den Regler Sport auch wirklich benützen, oder ob Sie ihn einfach ignorieren und nur mit den anderen Reglern arbeiten.

Beantworten Sie bitte die folgenden Fragen:

REGLER 6: SPORT

WELCHE SPORTARTEN
MACHE ICH GERNE?

_____

WELCHE SPORTARTEN
HASSE ICH?

_____

WELCHE SPORTARTEN
HABE ICH ALS KIND GERNE
GEMACHT?

_____

WAS HEMMT MICH?

_____

MENSCHEN, DIE MICH
BEIM SPORT BETREIBEN
UNTERSTÜTZEN:

_____

MENSCHEN, DIE MICH BEIM
SPORT BETREIBEN HEMMEN:

_____

AN WELCHEN TAGEN KANN ICH
SPORT MACHEN?

_____

WIE KANN ICH MEHR BEWEGUNG IN MEINEN ALLTAG INTEGRIEREN?

BITTE ANKREUZEN:

☐ MIT DEM RAD ZUR ARBEIT FAHREN.

☐ ZU FUSS GEHEN STATT EIN VERKEHRSMITTEL BENÜTZEN.

☐ AUF DIE ROLLTREPPE VERZICHTEN.

☐ AUF DEN AUFZUG VERZICHTEN.

☐ _____

☐ _____

☐ _____

WICHTIGER HINWEIS

Bevor Sie jetzt versuchen, sich zu Sport zu zwingen, lesen Sie bitte das Kapitel „Der, der nicht genannt werden darf". Dort erfahren Sie, warum wir Sie trotz allem nicht zu mehr Sport ermuntern und warum Sie sich keine Fitness-Videos auf Instagram ansehen sollten.

Vorschlag: die mediterrane Diät

Sie haben nun einen Überblick, was Sie essen sollen und was nicht, und welche Verhaltensweisen geeignet sind, um Ihren Appetit zu regulieren. Aber das kommt Ihnen vielleicht alles ein bisschen viel vor und Sie wissen nicht so recht, was Sie mit diesen Informationen anfangen sollen. Wo Sie anfangen sollen, etwas zu ändern.

Was nützen Ihnen die vielen Regler am Mischpult jetzt eigentlich, grübeln Sie. Und wie sollen Sie diese vielen Nahrungsmittel, die anscheinend wichtig sind und auf Ihr Hirn wirken, jetzt in Ihr Leben bringen? Und die Bewegung, auch wenn Beispiele wie Ronald das so einfach aussehen lassen?

Schließlich haben Sie einen Alltag, denken Sie, einen Job, vielleicht auch Kinder oder einen Partner. Sie wollen nicht die ganze Zeit glykämische Indizes analysieren oder sich mit dem Verhältnis zwischen Magenfüllung und Nährwert befassen.

Wir wollen es Ihnen deshalb noch ein bisschen einfacher machen. Es gibt Lastwagen voller Studien über die Wirkung von Diäten und auch darüber, wie leicht oder schwer es Menschen fiel, sie einzuhalten. Ein Mensch würde wahrscheinlich ein halbes Leben brauchen, um das alles genau durchzulesen, aber es haben sich dennoch ein paar einfach umsetzbare Ernährungsweisen herauskristallisiert, die zur Gewichtsabnahme besonders gut geeignet zu sein scheinen.

Die beliebteste davon haben wir bereits erwähnt: die mediterrane Diät.

Die mediterrane Diät ist die Ernährungsform,
die bei den Studien zum Thema Ernährungsumstellung
am besten abgeschnitten hat. Weil sie leicht durch-
führbar ist, die Zutaten in unseren Breitengraden leicht
erhältlich sind, die Mahlzeiten gut schmecken und bei
richtiger Anwendung eine Gewichtsabnahme erzielbar
und erhaltbar ist.

Damit Sie sich nicht durch Ernährungspläne, Vorschriften und Verbote quälen müssen, hier im Folgenden die Ernährungspyramide der mediterranen Diät, die das *Interuniversity International Center for Mediterranean Food Cultures Studies* komplett neu überarbeitet hat. Schauen Sie sich die Pyramide zunächst bitte in Ruhe an und lassen Sie sie auf sich wirken.

Die mediterrane Diät-Pyramide

wöchentlich

Kartoffeln ≤ 3 P

Weißes Fleisch 2 P
Fisch/Meeresfrüchte ≥ 2 P

jeden Tag

Milchprodukte 2 P
(bevorzugt fettarm)

Oliven/Nüsse/Samen 1-2 P

jedes Hauptgericht

Früchte 1–2 P
Gemüse ≥ 2 P
Vielzahl an Farben und Texturen
(gekocht/roh)

Regelmäßige körperliche
Aktivitäten
Genügend Ruhe
Geselligkeit

P = Portion(en)
Portionengröße je nach Gewohnheit

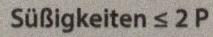

Süßigkeiten ≤ 2 P

Rotes Fleisch ≤ 2 P
verarbeitetes Fleisch ≤ 1

Eier 2-4 P
Hülsenfrüchte ≥ 2 P

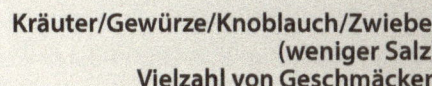

Kräuter/Gewürze/Knoblauch/Zwiebel
(weniger Salz)
Vielzahl von Geschmäcken

Olivenöl
Brot/Pasta/Reis/Couscous/
anderes Getreide 1-2 P
(bevorzugt Vollkorn)

Wasser und
(Kräuter-)Tee

Biodiversität und
Saisonalität
Traditionelle und
lokale Bio-Produkte
kulinarische Aktivität

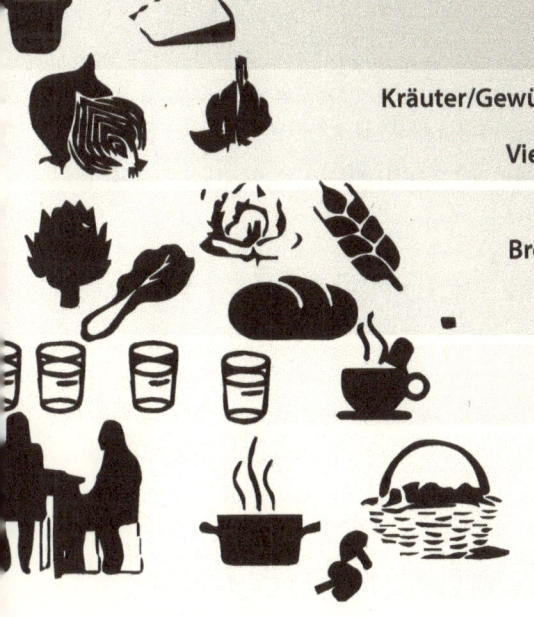

Quelle: 2010 Fundacion dieta mediterranea
Die Verwendung und Verbreitung dieser Pyramide wird ohne Einschränkung empfohlen

Was ist nun neu an der neuen mediterranen Diät?

Den untersten und größten Teil der Pyramide, und das ist komplett neu, bilden nicht Lebensmittel, sondern der Lebensstil.

Die Qualität der Produkte: saisonal, regional, ökologisch, frisch, nicht oder minimal behandelt.

Zubereitung und Verzehr: Sowohl das Kochen als auch das Essen sollten Aktivitäten sein, die ihre Zeit brauchen. Zeit, die einzuplanen ist.

Das richtige Maß der Portionen: Machen wir uns nichts vor: Auch von den wohltuendsten Lebensmitteln ist zu viel einfach zu viel. Auch sie könnten wir missbrauchen, um das Craving wegzuessen.

Soziale Aspekte: So oft wie möglich sollten wir in Gemeinschaft mit anderen essen.

Bewegung: Der Lebensstil zur mediterranen Diät schließt auch Bewegung ein. Und zwar mindestens dreißig Minuten pro Tag.

Im nächsten Teil der Pyramide geht es um Flüssigkeit: Mindestens 1,5 bis 2 Liter Wasser oder ungesüßten Tee pro Tag.

Dann erst geht es ums Essen: Hier ist neu, dass die Pyramide nun genau angibt, wie oft bestimmte Lebensmittel auf den Tisch kommen sollen.

Mit jeder Mahlzeit: Obst, Gemüse, Getreideprodukte und Olivenöl.

Jeden Tag: Milchprodukte bis zu zwei Portionen am Tag (Achtung: die Milch eines großen Capuccinos zählt bereits als Portion). Außerdem Oliven, Nüsse, Samen (ein bis zwei Portionen pro Tag) sowie Kräuter, Gewürze, Knoblauch und Zwiebel.

Mindestens zwei Mal pro Woche: Hülsenfrüchte, Fisch und Meeresfrüchte.

Zwei bis vier Mal pro Woche: Eier.

Höchstens zwei Mal pro Woche: Kartoffeln und weißes Fleisch.

Höchstens einmal pro Woche: Rotes Fleisch sowie verarbeitetes Fleisch, Wurstwaren und ähnliches sowie Süßigkeiten.

Die Rolle des Alkohols: In der mediterranen Diät ist Wein im Prinzip üblich. Wir empfehlen Ihnen aber, sollten Sie sich für diese Ernährungsweise entscheiden, während der 28 Tage unseres Programms ganz auf Alkohol zu verzichten. Denn Alkohol regt den Appetit an und kann dabei enthemmend wirken, was Abnehmpläne leicht durchkreuzt. Machen Sie es sich lieber leichter und warten Sie damit, bis Sie die 28 Tage geschafft haben.

Was genau Sie jetzt aus der mediterranen Diät machen, ob Sie sie ganz oder teilweise in Ihren Ernährungsplan integrieren, bleibt im Prinzip Ihnen überlassen. Wir nennen im Quellenverzeichnis Bücher, die sich mit ihr befassen, die wir gut finden und von denen wir uns beim Kochen inspirieren lassen. Aber das sind letztendlich nur persönliche Präferenzen.

Wir wollen Ihnen keine bestimmte Ernährung vorschreiben – und bitte misstrauen Sie allen, die das tun, denn Ernährung ist in jeder Hinsicht zu individuell, als dass das funktionieren könnte. Wir wollen Ihnen nur zeigen, worauf Sie bei der von Ihnen gewählten Ernährungsweise achten müssen, um nicht in die Suchtfalle zu gehen oder um sie zu überwinden.

Anti-Craving-Substanzen

Die Suchtmedizin verfügt über Medikamente, die in die Neurochemie von Patienten eingreifen und ihr Craving mildern. Die Rede ist hier aber etwa von Patienten, die von Opiaten abhängig sind. Solche Medikamente wären für Ihren Bedarf logischerweise völlig ungeeignet und übertrieben. Wir haben aber ein paar andere Ideen, wie Sie Ihre Neurochemie zu Ihren Gunsten manipulieren können.

Wissenschaftler des *University College of London* haben herausgefunden, dass Eiweiß deswegen so nachhaltig und effektiv satt macht, weil die Aufnahme von Proteinen im Organismus die Produktion eines körpereigenen Eiweißstoffes mit dem Namen PYY (Peptid YY) anregt. Peptid YY signalisiert dem Gehirn nach wenigen Minuten, dass der Magen voll ist.

Entdeckt haben die Forscher das zunächst bei Versuchen mit Mäusen. Dabei stellten sie fest, dass die Tiere, die eine eiweißreiche Kost bekamen, schlanker waren als die Mäuse einer Kontrollgruppe, die bei den Tests kaum Proteine erhielten.

In einer Testphase mit normal- und übergewichtigen menschlichen Teilnehmern sahen die Forscher außerdem, dass Teilnehmer, die vorab eine Injektion mit Peptid YY erhielten, um etwa dreißig Prozent weniger kohlenhydrat- beziehungsweise fettreiche Speisen aßen als eine Kontrollgruppe, die keine Eiweißinjektion erhalten hatte.

Eiweiß enthält keinen Stoff, der uns unmittelbar satt macht.
Aber es animiert den Körper gewissermaßen zur Produktion eines
natürlichen Appetitzüglers, der Sättigung signalisiert.

Proteine sind also wunderbare Anti-Craving-Mittel.

Heißt das, nur noch Fisch, Fleisch, Eier, Bohnen, Erbsen und Nüsse essen? Oder doch besser der täglichen Ernährung Proteine etwa in Pulverform als Nahrungsmittelergänzung hinzufügen?

Generell sollte Ihr Proteinbedarf bei ausgewogener Ernährung gedeckt sein. Wenn Sie allerdings weniger essen oder auch Fastenintervalle haben, kann es manchmal schwierig sein, den täglichen Proteinbedarf zu erreichen.

Proteinprodukte können hier als Nahrungsergänzung sinnvoll sein. Doch besonders interessant sind sie als Anti-Craving-Substanzen.

Wir empfehlen hier vor allem pflanzliche Bio-Produkte. Es gibt mehrere Varianten. Besonders beliebt sind Reis-, Erbsen-, Hanf- oder Leinsamenprotein. Wichtig ist vor allem, dass weder Zucker noch Süßstoffe oder Aromen zugesetzt sind.

Sie haben viele Möglichkeiten, Proteinpulver in Ihren Speiseplan zu integrieren: im Müsli, als Shakes, in Suppen oder Saucen, in Kuchen und so weiter.

Lassen Sie sich inspirieren, und vor allem, überwinden Sie die Hemmung, die Sie gegenüber Proteinpräparaten bisher hatten. Mit den künstlichen Proteinpulvern, die manche Bodybuilder nehmen, und vor denen Sie sich fürchten, haben die pflanzlichen, veganen Alternativen gar nichts zu tun.

Vielmehr wäre es unserer Meinung nach schade, wenn Sie Ihr 28-Tage-Programm schwieriger gestalten als es sein muss, indem Sie auf diese sinnvolle „Anti-Craving-Medikation" verzichten.

Aber wie viel Eiweiß am Tag ist genug?

Die Deutsche Gesellschaft für Ernährung (DGE) rät zu 0,2 bis maximal 2 Gramm Eiweiß pro Kilogramm Körpergewicht und Tag. Wenn Sie zum Beispiel 80 Kilogramm wiegen, wären das 16 bis maximal 160 Gramm pro Tag. Ein Esslöffel eines veganen Reisproteinpulvers enthält in etwa 10 Gramm Protein (auf der Verpackung ist jeweils angegeben, wie hoch der Prozentsatz des im Pulver enthaltenen Proteins ist). Das bedeutet aber keinesfalls, dass Sie bis zu 16 Löffel am Tag ergänzen sollten. Denn Sie müssen abziehen, wie viel Proteine Sie bereits über Fisch, Fleisch, Eier, Bohnen, Erbsen, Vollkornbrot, Reis oder Gemüse zu sich nehmen.

Da eine genaue Berechnung aufwändig ist, hier noch ein Tipp von Ronald: Er wiegt 75 Kilogramm und nimmt mit seiner täglichen Ration Bio-Tiefkühl-Heidelbeeren zum Frühstück zwei Löffel veganes Reisproteinpulver zu sich, das er früher in einem Biosupermarkt gekauft hat und jetzt, des günstigeren Preises wegen, bei einem Online-Anbieter bestellt.

„Ich merke, dass das mein Craving reduziert. Ganz verschwindet es auch damit nicht, es ist aber eine kleine Hilfe. Ich merke aber auch, dass noch mehr Proteinpulver das Craving nicht noch mehr reduzieren würde."

Intervallfasten als zusätzliche Waffe

Ja genau, wir haben Sie bereits mit dem so oft empfohlenen und scheinbar nur von allen anderen so leicht umsetzbaren Intervallfasten gequält. Weil es, Sie erinnern sich, den Magen verkleinert.

Wir wollen Sie mit dem Thema nicht stalken, es gibt aber dennoch wichtige Informationen über die Wirkung des Intervallfastens auf das Gehirn, die Sie kennen sollten.

Durch den Nahrungsmangel stellt sich der Stoffwechsel um. Schädliche Substanzen wie Entzündungsmarker nehmen ab, das Nervenwachstum dagegen nimmt zu. Es kommt zur Neurogenese, der Neubildung von Gehirnzellen, weshalb Intervallfasten auch als effektive Demenz-Prophylaxe gilt. Das freiwillige Hungern kann dabei ein euphorisches Gefühl auslösen und somit auch das Risiko von Depressionen senken.

Aus Tierversuchen ist längst bekannt, dass es schon bei kurzzeitiger Nahrungskarenz zu einer erhöhten Tryptophanverfügbarkeit im Gehirn kommt. Tryptophan ist eine Vorstufe von Serotonin.

In der Folge wird sowohl mehr Serotonin gebildet als auch an den Synapsen freigesetzt.

Es wird vermutet, dass diese Effekte nach 16 Stunden Fasten beginnen. Günstig ist es, 24 Stunden zu fasten, zumindest einmal pro Woche.

Sie sollten Fasten auf keinen Fall als Qual sehen, sondern als Antidepressivum, das Sie nicht als Tablette einnehmen müssen und das noch dazu nur positive Nebenwirkungen hat.

Und je besser Ihre Stimmung ist, je wohler Sie sich fühlen, umso leichter wird es Ihnen fallen, dieses Abnehm-Programm durchzuziehen.

INTERVALLFASTEN

HABE ICH INTERVALLFASTEN
SCHON VERSUCHT? WIE IST ES
MIR DABEI ERGANGEN?

_____

_____

WAS KÖNNTE ICH DIESES MAL
BESSER MACHEN?

_____

_____

AN WELCHEN WOCHENTAGEN
WÄRE 24 STUNDEN FASTEN
GAR NICHT MÖGLICH? WARUM?

_____

_____

AN WELCHEN TAGEN IST ES
GUT MÖGLICH?

_____

_____

DER, DER NICHT GENANNT WERDEN DARF

Warum Sie sich keine Fitness-Videos auf Instagram ansehen sollten, und warum wir Sie nicht zu mehr Sport ermuntern.

In den Harry-Potter-Romanen gibt es den Schreckensherrscher Lord Voldemort. Er ist ein schwarzer Magier und so furchtbar, dass die meisten ihn einfach nur als „Der, dessen Name nicht genannt werden darf" oder als „Du weißt schon wer" bezeichnen.

In diesem Kapitel geht es ebenfalls um einen, der eigentlich nicht genannt werden darf. Wir haben trotzdem bereits kurz über ihn gesprochen, als es darum ging, was Ihren Appetit reduzieren kann. Vielleicht ahnen Sie schon, wen wir meinen.

Wir würden Ihnen dieses Schreckgespenst gerne ersparen, bloß erschiene es uns fragwürdig, wenn wir es in einem Buch über Abnehmen einfach auslassen würden. Zumal ganz allgemein meist jene Abnehmprogramme erfolgreich sind, die aus mehreren Bausteinen bestehen: Änderung der Essgewohnheiten und des Lebensstils, mehr Schlaf und mehr... Sport.

Ups!

Jetzt ist es passiert.

Wenn wir in einer Harry-Potter-Geschichte wären, würden jetzt ein paar Menschen entsetzt die Augen aufreißen oder vor Schreck einen dreistöckigen Bus in den Graben fahren. Denn er, der nicht genannt werden darf, löst in sehr vielen auch der intelligentesten Menschen Entsetzen, Angst und Abwehr aus.

Er gehört natürlich in Wirklichkeit zu den guten Magiern, weil er unserem Körper Gutes tut. Aufbau der Muskulatur, Steigerung der Ausdauer, Verbesserung der Konzentration, Erhöhung des Grundumsatzes, Erleichterung der Gewichtsabnahme,...

Ja, ja, schon klar. Sie wollen das nicht hören. Sie sind angewidert oder gähnen zumindest schon. Sie sind mit Informationen zu diesem Thema übersättigt, und keine davon hat je dazu beigetragen, dass sich Ihre Bewegungsroutine ändert.

Eher im Gegenteil.

Mag schon sein, dass Sport in Wirklichkeit gar nicht so furchtbar wie Lord Voldemort aus Harry Potter ist, denken Sie. Aber es interessiert Sie nicht mehr. Sie haben in diesem Punkt abgeschaltet und hören nicht mehr hin.

Es liegt uns auch nichts ferner, als mit weiteren Ermunterungen zu Sport den Trend zur Selbstoptimierung zu bedienen. Wir glauben, dass es im Gegenteil darum geht, Druck aus diesem Thema zu nehmen.

Menschen, die gerne abnehmen würden, entwickeln durch die Dauerbeschallung zum Thema Sport ein reaktantes Verhalten. Sie lehnen Sport bewusst oder unbewusst ab, als Widerstand gegen Einschränkungen,

Druck und Argumente oder Drohungen von meist sogar wohlmeinenden Menschen. Sie wollen „nun erst recht nicht" Sport betreiben. Ihre Bequemlichkeit hingegen werten sie auf und erleben Nachmittage und Abende am Sofa als besonders wichtig.

Das ist mehr als verständlich. Es ist vollkommen natürlich. Denn niemand lässt sich gerne Vorschriften machen. Weder von Youtube- oder Instagram-Stars, noch von Ärzten oder Fitnesstrainern.

Dabei gibt es im Internet eine wahrhafte Explosion an Fitnesspostings und -videos samt Gymnastikübungen, Ernährungstipps und sogar wohlmeinenden Ratschlägen dafür, wie wir unsere Sporttasche am besten packen. Durchtrainierte Frauen mit tollen Frisuren und tief gebräunte Muskelmänner zeigen in schicken Sportklamotten Fitnessübungen vor.

Man sollte meinen, dass diese schönen Menschen, die sich da in Lofts und an Stränden super agil und super beweglich präsentieren, inspirieren. Dass sie als perfekte Vorbilder die beste Werbung für Sport sind.

Das ist ein großer Irrtum.

Wussten Sie, dass Fitness-Postings eher schaden als nützen? Dass sie nicht nur nicht zu Sport motivieren, sondern sogar demotivieren?

Eine Studie der australischen Griffith University hat
ergeben, dass Frauen nach dem Betrachten von Fitnessfotos
auf Instagram ihren eigenen Körper deutlich herabstuften.

Den Forschern zufolge gibt es auf Instagram mehr als 49 Millionen sogenannte „Fitspiration"-Fotos. Studienleiterin Laura Uhlmann beobachtete mit einem Team die Reaktion von 356 Frauen im Alter von 17 bis 30 Jahren auf solche Posts. Ihre Zusammenfassung: Sie beurteilten ihren Körper tendenziell weniger objektiv und viel kritischer und wurden davon eher krank als fit.

„Fitness-Idealen zu folgen, kann die Gesundheit von Frauen gefährden", schrieb die Wissenschaftlerin daraufhin im Fachmagazin *Body Image Journal*. Fotos von perfekt geformten Körpern, kombiniert mit Parolen wie „lieber fit als skinny" wirken laut Uhlmann alles andere als aufbauend.

Wenn ich dieses Thema anspreche, bekomme ich meist Antworten wie jüngst von einer Freundin: „Ich finde Fitness-Videos schon irgendwie cool", sagte sie zu mir. „Man bekommt ja wirklich Lust, das nachzumachen."

„Aber hast du jemals tatsächlich etwas nachgemacht?", wollte ich wissen. „Hast du etwas nachgeturnt, das du dort gesehen hast?"

„Eigentlich nicht", sagte sie nachdenklich. „Ich hatte immer das Gefühl, ich müsste vorher noch abnehmen und mir neue Sportsachen kaufen, sonst bräuchte ich gar nicht erst anzufangen."

Mit diesem Gefühl ist meine Freundin nicht alleine. Auch die Teilnehmerinnen an den genannten Studien sprachen über den Impuls, „noch rasch abnehmen zu müssen", ehe sie sich an die Übungen wagen konnten.

Abseits der psychischen Probleme, die Fitness-Postings auslösen können, sind sie auch aus allgemeinmedizinischer Sicht bedenklich. Denn vielleicht haben Sie viel Übergewicht und Rücken- oder Gelenksprobleme, vielleicht haben Sie Schmerzen, Bluthochdruck, Gefäßerkrankungen oder andere Beschwerden. Dann sollten Sie zunächst mit Ihrem Arzt sprechen, welche Art der Bewegung sich für Sie überhaupt eignet, anstatt sich Motivationssprüche von zwanzigjährigen medizinischen Laien anzuhören.

Die Rolle von Sport in der Suchtmedizin

Auch wir Suchtmediziner setzen uns regelmäßig mit der therapeutischen Wirkung von Sport auseinander.

Vielleicht haben Sie schon von einem der oft sehr prominenten Fälle gehört, bei denen frühere Drogenabhängige Triathlons laufen.

Dennoch geben wir niemals Empfehlungen ab, mehr Sport zu betreiben.

Wenn sich jemand mehr bewegen will, dann muss das
aus ihm oder ihr selbst heraus entstehen. Genau das
passiert auch oft, wenn jemand sein Leben verändern will.
Aber jeder weiß, dass Sport gut für den Körper ist. Das
brauchen wir niemandem mehr zu erzählen. Das würde
eher Druck machen, und Druck erzeugt Widerstand.

Irgendwann fiel uns auf, dass es an unserer Langzeitthera-
piestation zwei Gruppen von Menschen gab.

Zum einen die, die überarbeitet aussahen. Sie schlurften
vor sich hin, waren blass, oft ein wenig übergewichtig und
wirkten eher ungesund.

Das waren in der Regel die Ärzte, Therapeuten und Pfleger.

Die Menschen in der anderen Gruppe waren athletisch und
braungebrannt, muskulös und wirkten insgesamt ziemlich fit.

Das waren in der Regel die Patienten.

Wie kann das sein?

Ganz einfach: Die Patienten haben in der Therapie viel
freie Zeit, die früher mit der Beschaffung von Drogen und
deren Konsum gefüllt war. Sie brauchen auch weiterhin
einen Kick, wollen ihn sich jetzt aber von etwas Sinnvollem
holen. Sport ist dafür eine Möglichkeit.

Oft trainieren Patienten, gerade am Anfang, exzessiv, um
sich und ihren Körper neu zu spüren und Veränderungen
zu bewirken und zu erleben. Viele übertreiben dabei, und
wir sehen Hinweise auf zerfallene Muskelzellen wegen starkem Muskelkater. In solchen Fällen verhängen wir ein Trai-
ningsverbot, bis sich die Werte wieder normalisiert haben.

Sport ist jedenfalls eine gute Möglichkeit zu sublimieren. Aber was genau bedeutet „sublimieren" eigentlich?

Die Physik versteht unter Sublimation den Prozess des direkten Übergangs eines Stoffes vom festen in den gasförmigen Aggregatzustand.

Ganz allgemein bedeutet es, etwas durch einen Veredelungsprozess auf eine höhere Stufe zu bringen.

In der Psychotherapie werden bei der Sublimierung nicht erfüllte Triebwünsche durch Ersatzhandlungen, die in der Gesellschaft höher bewertet werden, ersetzt, wodurch diese Triebe letztendlich befriedigt werden.

In unserem Beispiel sublimiert Sport Drogen. Ein weniger problematisches Verhalten ersetzt ein problematisches.

Was dabei aber sehr wichtig ist: Sublimation geschieht von selbst bei den Patienten. Wir mussten nie jemanden dazu motivieren.

Wenn Menschen ihre Süchte in den Griff bekommen,
beginnen sie automatisch, sich um ihren Körper,
um ihr Fundament, zu kümmern. Dazu brauchen
sie keine Ratschläge von Angehörigen, Ärzten oder
Instagram-Stars.

Ebenso kann es bei Ihnen, sobald Sie Ihr suchthaftes Essverhalten besser im Griff haben, automatisch zur Sublimation kommen. Sie werden sich in Ihrem Körper wohler fühlen, ein neues Körpergefühl entwickeln und ganz von selbst anfangen, mehr für Ihren Körper zu tun.

Sie glauben uns nicht?

Vielleicht sind Sie auch ungeduldig und möchten nicht warten, bis die Sublimation bei Ihnen von selbst beginnt?

Dann stellen wir Ihnen eine Methode vor, mit der Sie Ihre Einstellung zum Sport ändern können.

Reframing

Reframing bedeutet, dass wir versuchen, eine Situation in einem neuen Kontext, in einem neuen „Rahmen", zu sehen.

Es geht darum, dass wir aus einem großen Bild, in dem wir viel Unangenehmes sehen und uns dadurch unter Druck gesetzt fühlen, einen kleinen, schönen Ausschnitt herausnehmen, und ihn in einen neuen Rahmen setzen. Wir deuten eine Situation damit quasi um, und sie bekommt einen neuen Sinn.

Das kann in unserem Fall sehr nützlich sein.

Welcher Ausschnitt des Bildes, das Sie von Sport haben, gefällt Ihnen?

Bevor Sie diese Frage beantworten, sollten Sie wissen, dass unser Gehirn im Grunde recht kurzsichtig ist. Es will raschen Genuss und schnelle Freuden.

Wir haben auch ein Vernunfthirn, das wir für übergeordnete Pläne und Ziele einsetzen, zur Analyse von Handlungen und Ergebnissen und für diese ganz tollen, unglaublich klugen und gesunden Dinge. Aber diese Anteile müssen wir immer erst zuschalten, im Normalbetrieb sind sie weniger präsent.

Das heißt, wir müssen den Sport unserem Gehirn so „verkaufen", dass es den raschen Genuss und die schnellen Freuden sieht.

Wenn Sie nun mit dem Gedanken spielen, mehr Sport zu betreiben – und wir betonen nochmals, dass Sie das, wenn, dann freiwillig und ohne unsere Ermunterung tun – dann fragen Sie sich jetzt wahrscheinlich, wie Sie bei diesem Reframing konkret vorgehen sollen.

Begeben Sie sich dazu bitte auf eine Reise mit uns... in den Pariser Louvre.

Stellen Sie sich vor, Sie wären alleine in einem der großen Ausstellungsräume. Es ist schon Abend. Das Museum schließt bald und Sie sind einer der letzten Besucher.

Sie stehen vor einem enormen, sagen wir, fünf mal sieben Meter großen Ölgemälde. Das Bild heißt „Der, dessen Name nicht genannt werden darf".

Dieses Bild repräsentiert alles, was Sie mit Sport verbinden. Wahrscheinlich ist es in eher dunklen Farben gehalten, vielleicht auch in aggressiven oder knalligen, unangenehmen, in Laufshirt-Pink, turnschuh-mintgrün oder shortsgelb zum Beispiel.

In dem Bild tauchen alle Sportversuche auf, die Sie schon abgebrochen haben, alle Kränkungen, die Sie in diesem Zusammenhang erlebt haben, die Scham und das Unwohlsein wegen Ihres Körpers, vielleicht auch der Neid gegenüber anderen.

In dem Bild sehen Sie auch die Gesichter der Menschen, von denen Sie sich Motivation holen wollten, die Stars und die Models, die Sie bewundern, denen Sie nacheifern wollten, was dann doch immer ziemlich schnell gescheitert ist. Da ist diese Szene, in der Sie keuchend am Boden lagen, während die Fitness-Tussi oder der Muskelmann am Monitor weiter frisch und fröhlich herumhopste.

Vielleicht sind auch ein paar Kindheitserinnerungen auf dem Gemälde zu sehen. Der Turnunterricht, den Sie vielleicht nicht mochten. Wie Sie schon beim Aufwärmen immer Seitenstechen bekamen oder sich vor dem Ball beim Volleyball fürchteten.

Das alles sehen Sie in dem Bild und es erdrückt Sie geradezu. Sie bekommen Atemnot und Schweißausbrüche, so übermächtig erscheint es Ihnen. Sie verstehen, warum dieses Bild „Der, dessen Name nicht genannt werden darf" heißt.

Aber jetzt kommt das Reframing ins Spiel. Anstatt kreischend rauszurennen und sich in der nächsten Boulangerie drei Schokolade-Eclairs zu holen, zücken Sie einen kleinen Bilderrahmen, den Sie mitgebracht haben. Sie überlegen, wo in diesem riesigen Gemälde Sie ihn platzieren könnten.

Denn auch, wenn das Bild auf den ersten Blick enorm auf Sie wirkt, Ihnen Angst macht und Sie erschreckt, werden Sie, wenn Sie ein bisschen suchen, irgendwo eine kleine, schöne Stelle finden. Irgendeine gibt es, die etwas Nettes zeigt, ein positives Gefühl, eine Belohnung vielleicht.

Genau darüber legen Sie Ihren Bilderrahmen und betrachten von jetzt an nur noch diesen einen Ausschnitt des Bildes.

Alles andere vergessen Sie. Es befindet sich nicht in Ihrem Bilderrahmen und daher auch nicht in Ihrem Blickfeld.

Einer meiner Freunde, der regelmäßig ins Fitnessstudio geht, meint: „Mein Hauptgrund dafür ist eigentlich die Sauna danach. Klar weiß ich, dass ich längerfristig einen kräftigeren und schöneren Körper bekomme, aber das hilft mir in dem Moment, in dem ich mich aufraffen muss, kaum. Wenn ich aber weiß, dass ich mich danach in der Sauna entspannen kann, freue ich mich darauf."

Eine unserer Kolleginnen hat einen großen Hund und hasst Hundezonen in Parks. Die Hunde haben dort ihren Spaß, aber ihre Besitzer stehen herum. Eines Tages kam sie auf die Idee, morgens mit dem Hund zu joggen. „Ich laufe auch an den Samstagen und Sonntagen, einfach, weil ich das Gefühl mag, das abhaken zu können", sagte sie einmal zu mir.

Sie hatte also ihren Bilderrahmen über genau dieses Gefühl gehängt, das angenehme Gefühl, heimzukommen, mit dem Wissen, sich nach dem Frühstück einen faulen Tag oder auch einen am Schreibtisch, jedenfalls einen ohne große Ausflüge, gönnen zu können. Das war ihr die Anstrengung wert.

Vergessen Sie die Fitness-Postings und -Blogs und die gesamte Sport- und Motivationsliteratur, die Sie daheim haben. Wenn Sie Sport machen möchten, dann tricksen Sie hr kurzsichtiges Gehirn aus und geben Sie ihm eine Sofort-Belohnung. Die Anstrengung muss sich kurzfristig auszahlen. Alles andere klappt niemals.

Trotzdem bleibt Sport bei ihrem Abnehmprogramm ein Baustein, nach dem Sie erst greifen sollten, wenn er sich von selbst aufdrängt. Das wird passieren, wenn Sie zunächst mit den anderen Bausteinen arbeiten. Denn Sie werden sich in Ihrem Körper immer wohler fühlen, und das Bewegungsbedürfnis kommt damit ganz automatisch.

Vertrauen Sie darauf.

STARTKLAR?
ABER WOLLEN SIE DAS ÜBERHAUPT?

Warum Sie Ihre Diät-Geschichte rekapitulieren sollten
und wie Sie die richtigen Ziele formulieren.

Sie sind sozusagen inzwischen am Flughafen und Ihr Flugzeug wird gerade vorbereitet und beladen. Die Piloten gehen die Checklisten durch, das Bordpersonal macht sich bereit. Sie stehen am Gate und warten auf das Boarding. Durch ein großes Fenster sehen Sie draußen Ihr Flugzeug.

Doch inzwischen haben Sie ein mulmiges Gefühl. Denn so richtig sicher sind Sie sich noch immer nicht, ob Sie diese Reise wirklich antreten wollen, ob Sie es wirklich wagen sollen, sich auf unser Programm einzulassen, in unser Flugzeug zu steigen.

Schließlich kennen Sie das schon seit Jahren: diese Euphorie, die mit einer neuen Diät einhergeht, die dann doch immer wieder enttäuschte Hoffnung. Die Wut auf sich selbst, auf die Diät und auf die anderen, denen scheinbar alles so mühelos gelingt.

Sie haben auch tatsächlich gute Gründe, das nicht ein weiteres Mal erleben zu wollen.

Eine Diät abzubrechen, wirkt sich negativ auf unser
psychisches Befinden aus. Unser Selbstwertgefühl sinkt,
dafür steigen die Gefühle der Hoffnungslosigkeit und
die Wut auf uns selbst. Dazu kommen die körperlichen

Nebenwirkungen: Jojo-Effekt, Schwund der Muskulatur,
Vitamin- und Eiweißmangel, allgemeine Schwäche.

Die Frage ist also durchaus vernünftig, ob Sie nicht doch besser den Flughafen wieder verlassen sollten. Um es sich daheim gemütlich zu machen und sich einbunkern. Dann käme wenigstens nichts Unerwartetes auf Sie zu, und Sie müssten nichts riskieren. Gleichzeitig möchten Sie aber endlich abnehmen. Alles erscheint Ihnen ziemlich hoffnungslos.

Arbeitsblätter Diät-Erfahrung

Um Ihnen die endgültige Entscheidung für oder gegen unser 28-Tage-Programm zu erleichtern, schlagen wir Ihnen einen Rückblick auf Ihre Diät-Geschichte vor. Nehmen Sie sich bitte Zeit. Schreiben Sie auf, welche Diät Sie gemacht haben, wie lange Sie etwa durchgehalten haben, und ob Sie mit dem Ergebnis zufrieden waren.

DIÄTEN, DIE ICH SCHON GEMACHT HABE:	DAUER IN TAGEN?	GEHOLFEN?	EINFACH ODER SCHWER?	WIEDER ZUGE- NOMMEN?

Sie haben nun eine Inventur gemacht. Sie haben sich einen Überblick darüber verschafft, welche Diäten Sie schon ausprobiert haben und wie das für Sie war. Wie schon eingangs erwähnt, können Sie unsere Methode für jede Diät anwenden. Wählen Sie also sorgsam eine aus, die zu Ihnen passt. Hier ist ein Überblick, welche Diäten grundsätzlich sinnvoll sein können, wenn Ihr Essverhalten suchtartige Bestandteile hat, und welche nicht.

Nur wenige Diäten berücksichtigen allerdings die Erkenntnisse von Suchtmechanismen beim Essen. Diäten, die eine Ernährungsumstellung, eine Reduktion/Verzicht auf industriell verarbeitete Lebensmittel enthalten und auch andere Unterstützungen wie Bewegung und Entspannung etc. berücksichtigen. sind mit JA bewertet.

In der Beurteilung wurden auch die Kosten berücksichtigt (JA KOSTET), bzw. wenn Diäten Bereiche nur teilweise abdecken, wurden diese mit JA BEDINGT bewertet.

Diäten die aus suchtmedizinischer Sicht, aber auch teilweise auch aus diätologischer Sicht nicht geeignet erschienen, haben wir mit NEIN oder NEIN KOSTET bewertet, falls diese auch kostenaufwändig waren.

DIÄTEN NACH SINNHAFTIGKEIT
BEI ESSVERHALTEN MIT SUCHTKOMPONENTE

Methode	suchttauglich
16:8	JA
5:2	JA
ATKINS-DIÄT	JA
BRIGITTE-DIÄT	JA
FIT FOR FUN	JA
IDEAL-DIÄT	JA
LOW FAT 30	JA
LOW FAT-DIÄT	JA
NEUE MITTELMEERDIÄT	JA
NEBENBEI-DIÄT	JA
SUSAN POWTER-DIÄT	JA
WEIGHT WATCHERS	JA
WIKINGER-DIÄT	JA
CHIP-LISTE	JA, BEDINGT
GLYX-DIÄT	JA, BEDINGT
KOHLENHYDRATE REDUZIEREN	JA, BEDINGT
VOLUMETRICS	JA, KOSTET
ICH NEHME AB	JA, KOSTET
XX-WELL.COM ONLINE COACH	JA, KOSTET
ABNEHMEN MIT GENUSS	JA, KOSTET
OPTIFAST 52	JA, KOSTET VIEL
ABNEHMEN MIT VERNUNFT	JA, UMSTELLUNG
3D	NEIN
APFELESSIG-DIÄT	NEIN
AYURVEDA-DIÄT	NEIN
BLUTGRUPPENDIÄT	NEIN
CANDY-DIÄT	NEIN
DIE SAFT-KUR	NEIN
FASTEN	NEIN
FATBURNER-DIÄT	NEIN
FDH	NEIN
FIT FOR LIFE	NEIN
FOREVER YOUNG	NEIN

Methode	suchttauglich
HOLLYWOOD-STARDIÄT	NEIN
KARTOFFEL-DIÄT	NEIN
KOHLSUPPEN-DIÄT	NEIN
LOGI-METHODE	NEIN
MARKERT-DIÄT	NEIN
MAX PLANCK-DIÄT	NEIN
MAYO-DIÄT	NEIN
MAYR-KUR	NEIN
MENTALES SCHLANKHEITSTRAINING	NEIN
MITTELMMEER-DIÄT (ALT)	NEIN
MONTIGNAC-METHODE	NEIN
NULLDIÄT	NEIN
ONE DAY-DIÄT	NEIN
PRITKIN-DIÄT	NEIN
ROHKOST-DIÄT	NEIN
SCHALTTAGE	NEIN
SCHROTH-KUR	NEIN
ß-HCG-DIÄT	NEIN
TRENNKOST	NEIN
BCM-DIÄT	NEIN, KOSTET
FORMULA-DIÄTEN	NEIN, KOSTET
NUTRISYSTEM UND ÄHNLICHE	NEIN, KOSTET
TREFFPUNKT WUNSCHGEWICHT	NEIN, KOSTET

Wahrscheinlich fühlen Sie sich gerade nicht besonders gut. Ihr Rückblick hat Sie wahrscheinlich unzufrieden mit sich selbst gemacht. Analysieren wir dennoch genauer, wo Sie gerade stehen. Wie hoch ist Ihr durch Ihr Gewicht bedingter Leidensdruck nun wirklich? Bitte füllen Sie dazu das folgende Arbeitsblatt aus.

HABE ICH EINEN LEIDENSDRUCK?

PASSEN DIE FOLGENDEN AUSSAGEN ZU MIR?	STIMMT!	STIMMT NICHT!
ICH BIN NORMALGEWICHTIG UND MUSS MICH DAFÜR KAUM ANSTRENGEN.	☐	☐
ICH KANN MICH GUT BEWEGEN UND BIN SEHR GESCHICKT DABEI.	☐	☐
WENN ICH SPORT MACHE, DANN TUT MIR DAS GUT UND ICH FÜHLE MICH NACHHER BESSER.	☐	☐
MEINE GELENKE SIND TOP FIT UND ICH KANN JEDEN SPORT MACHEN .	☐	☐
WENN MICH ANDERE ANSEHEN DANN FREUT MICH DAS, DENN ICH FINDE MICH AUCH ATTRAKTIV.	☐	☐
ES HAT SICH IN DER LETZTEN ZEIT NIEMAND ABFÄLLIG ÜBER MEIN GEWICHT/AUSSEHEN GEÄUSSERT.	☐	☐
MEIN ARZT HAT MIR IN DER LETZTEN ZEIT NICHT GESAGT, DASS ICH ABNEHMEN SOLLTE.	☐	☐
MEINE BLUTZUCKERWERTE SIND SUPER.	☐	☐
MEINE BLUTFETTE SIND IM NORMALBEREICH.	☐	☐
ICH HABE EINEN NORMALEN BLUTDRUCK.	☐	☐
ICH SCHNARCHE NICHT, WACHE GUT ERHOLT AUF UND BIN UNTERTAGS NICHT MÜDE.	☐	☐
WENN ICH MICH BEUGE ODER SCHNELLER GEHEN MUSS, BEKOMME ICH KEINE ATEMNOT.	☐	☐
ICH FÜHLE MICH GESUND.	☐	☐
ICH FÜHLE MICH VOLLER ENERGIE UND DYNAMISCH.	☐	☐
WENN ES EINE GUTE NACHSPEISE GIBT, DANN FREUE ICH MICH, ABER MEHR ALS EINE PORTION ESSE ICH FAST NIE.	☐	☐
WENN MIR ETWAS GUT SCHMECKT UND ICH ETWAS MEHR ESSE, DANN ESSE ICH EINFACH AM NÄCHSTEN TAG ETWAS WENIGER.	☐	☐

Wenn Sie fast bei jeder Frage „stimmt" angekreuzt haben, dann dürfte Ihnen dieses Buch eher zufällig in die Hände gefallen sein. Denn Sie fühlen sich eigentlich ganz wohl mit Ihrer Figur. Je öfter Sie „stimmt nicht" angekreuzt haben, umso größer ist Ihr Leidensdruck und umso schlechter geht es Ihnen in Ihrer aktuellen Situation.

Ihr Leidensdruck ist groß? Das ist eigentlich ein Vorteil.

Leidensdruck ist im Grunde unser Motor, etwas zu
verändern. Schließlich machen wir, wenn alles gut läuft,
am ehesten so weiter wie bisher. So ist es am einfachsten:
Unser Hirn bevorzugt es, wenn wir Dinge tun, die ihm
schon vertraut sind. Dann muss es sich nicht anstrengen.

Jedes „stimmt nicht", das Sie angekreuzt haben, stellt also eine Energiequelle dar, die Sie für Veränderungen nützen können.

Bereit für Veränderungen zu sein, setzt eine
kritische Masse an Leidensdruck voraus.

Begleiten Sie uns dazu bitte noch einmal auf eine Reise, die uns diesmal in die Steinzeit führt.

Die Menschen lebten in Höhlen, in die manchmal Bären eindrangen und sich auf sie und ihre Familien stürzten. Die Bären waren eine ständige Bedrohung, eine tödliche Gefahr. Sie erzeugten einen unaufhörlichen Leidensdruck.

Die Höhlenmenschen hätten einfach verzagt damit leben können. Doch letztendlich war ihr Leidensdruck so groß, dass sie etwas änderten. Sie überlegten sich, wie sie ihre Höhlen sicherer machen könnten. Irgendwann entwickelten sie Behausungen mit Türen sowie Häuser und Siedlungen.

Ohne Leidensdruck hätten sie vielleicht gedacht: Meine Güte, dann haben wir eben ein Kind weniger, vielleicht kommt noch ein neues und vielleicht überlebt es den Bären.

Ohne Leidensdruck würden wir vielleicht noch immer in Höhlen leben.

Also können wir Ihnen eigentlich gratulieren, wenn Sie viele „stimmt nicht" gesammelt haben. Sie sind bereit für Veränderung.

Ist es nicht auch schön,
wenn alles so bleibt wie es ist?

Beim nächsten Test geht es darum, ob Sie vielleicht auch gute Gründe haben, Ihre Ernährung so zu belassen wie sie ist, und Ihren Lebensstil ebenfalls. Sie sollten sich diese Gründe bewusst machen, sonst sitzen Sie in der Ambivalenz-Falle und kommen nicht weiter.

Was ist Ambivalenz?

Von Ambivalenz sprechen wir, wenn ein Mensch widersprüchliche Wünsche, Gedanken und Gefühle hat. Das kann zu inneren Spannungen führen.

„Ich halte ihn einfach nicht mehr aus", erzählte mir jüngst eine Bekannte über Ihren Freund, „die beste Zeit hatte ich vor ein paar Monaten, als er eine Woche weg war. Ich lebe richtig auf, wenn er nicht da ist, und trotzdem kann ich mich nicht dazu entschließen, ihn zu verlassen. Ich schaffe es einfach nicht."

Ich kenne die Geschichte nur zu gut, immerhin höre ich sie schon seit Jahren, nicht nur von dieser Bekannten. Es gibt sie in verschiedenen Varianten: Das Gefühl der großen Liebe ist vorbei, man hat sich nur noch wenig oder gar nichts mehr zu sagen und lebt so nebeneinander her. Da ist die Sehnsucht nach einer erfüllenden, romantischen Liebe, doch daneben stehen die Sorgen um die Kinder und Bedenken, den Partner zu verletzen. Ganz abgesehen von Bequemlichkeiten, wie einer gemeinsamen großen Wohnung sowie Ängsten, etwa vor einer ungewissen Zukunft.

Ein klassischer Fall von Ambivalenz. Ihr Ergebnis: Nichts ändert sich. Die Sehnsucht bleibt. Das Jammern bleibt.

Schlank und schön werden, das ist gut. Genauso zu essen wie bisher und den bisherigen Lebensstil zu behalten, das ist auch gut.

Ebenfalls ein klassischer Fall von Ambivalenz, der vielen Menschen vertraut ist.

Der folgende Test wird Ihnen zeigen, was dafür spricht, alles so zu lassen wie es ist. Er befreit Sie von Ihrer Ambivalenz und ermöglicht Ihnen die Entscheidung, ob Sie sich nun ernsthaft auf unser 28-Tage-Programm einlassen wollen oder nicht.

Bei diesem Test deuten viele „stimmt"-Angaben darauf hin, dass Sie mit Ihrem jetzigen Zustand zufrieden sind. Sie haben daher kaum einen Grund, etwas zu ändern. Jedes „stimmt nicht" dagegen nährt Ihren Wunsch nach Veränderung, und je mehr „stimmt nicht"-Angaben Sie haben, desto größer ist er.

WARUM ICH WOHL DAMIT LEBEN MUSS,
DASS ICH DICK BIN UND WARUM DAS AUCH GUT SEIN KANN

THEMA	STIMMT!	STIMMT NICHT!
WENN ICH VIEL GEGESSEN HABE, FÜHLE ICH MICH ANGENEHM SATT. ÜBERMÄSSIG VOLL FÜHLE ICH MICH NIE UND ICH ESSE AUCH NIE SO VIEL, DASS MIR SCHLECHT DAVON IST.	☐	☐
DICK ZU SEIN HAT DEN VORTEIL, DASS ANDERE EINEN UNTERSCHÄTZEN UND NICHT SO VIEL VON EINEM ERWARTEN.	☐	☐
ICH FINDE SPORT BLÖD UND SOLANGE ICH SO DICK BIN HABE ICH EINEN GUTEN GRUND, DARAUF ZU VERZICHTEN. JEDER VERSTEHT DAS, SCHLIESSLICH WÜRDE SPORT JA AUCH MEINEN GELENKEN SCHADEN.	☐	☐
ICH HABE KEINE NACHTEILE DURCH MEIN GEWICHT, ALLE MÖGEN MICH SO WIE ICH BIN.	☐	☐
ICH BIN VIEL ENTSPANNTER ALS DIE DÜNNEN MENSCHEN.	☐	☐
ICH HABE KEINE ENERGIE MEHR FÜR EINEN WEITEREN ABNEHMVERSUCH. ICH ERSPARE MIR DESHALB DEN STRESS, DEN FRUST UND DEN JOJO-EFFEKT.	☐	☐
EINE GUTE FIGUR HABEN BEDEUTET DOCH, NIE MEHR SÜSSIGKEITEN ODER SCHWEINSBRATEN ESSEN ZU DÜRFEN.	☐	☐
ICH FINDE ES TOTAL UNFAIR. ICH BEMÜHE MICH, MACHE DIÄTEN UND SPORT UND ANDERE TUN NICHTS UND HABEN TROTZDEM EINE SUPER FIGUR. ICH HABE KEINE LUST MEHR, MICH IMMER SO ANSTRENGEN ZU MÜSSEN.	☐	☐
DASS ICH ES NIE SCHAFFEN WERDE, DIESE GIER NACH ESSEN UNTER KONTROLLE ZU BRINGEN, MUSS ICH WOHL AKZEPTIEREN.	☐	☐
SPORT WIRD NIE IM LEBEN ETWAS SEIN FÜR MICH. ES GIBT KEINE EINZIGE SPORTART, DIE MICH JE INTERESSIEREN WÜRDE.	☐	☐

THEMA	STIMMT!	STIMMT NICHT!
NICHTS BERUHIGT MICH MEHR ALS ESSEN. ICH WILL NICHT DARAUF VERZICHTEN.	☐	☐
ICH NEHME ZU, WENN ICH SÜSSIGKEITEN NUR ANSEHE. ICH ESSE DESHALB SCHON JETZT SO WENIG. NOCH WENIGER KANN ICH EINFACH NICHT ESSEN.	☐	☐
ES STÖRT MICH NICHT, DASS ICH DICK BIN UND DADURCH WENIGSTENS MEHR RUHE VOM ANDEREN GESCHLECHT HABE.	☐	☐
ES STÖRT MICH NICHT, DASS ICH KEINE GUTE FIGUR HABE. ES ZÄHLEN SOWIESO NUR DIE INNEREN WERTE.	☐	☐
ICH KANN MIR NICHT VORSTELLEN, WENIGER SÜSSIGKEITEN ZU ESSEN. LIEBER BLEIBE ICH DICK.	☐	☐
ESSEN IST NUN EINMAL DAS WICHTIGSTE FÜR MICH.	☐	☐

HIER IST PLATZ FÜR MEINE EIGENEN ARGUMENTE:

STIMMT

_____ ☒

_____ ☒

_____ ☒

Eine Frage der Ziele

Doch Ambivalenz entsteht nicht nur durch Unzufriedenheit mit Ihrem aktuellen Zustand auf der einen und Angst vor Veränderung auf der anderen Seite. Sie hat auch viel mit Wünschen und Zielen zu tun.

Je klarer und eindeutiger, je strahlender Ihre Ziele sind, umso weniger Raum lassen Sie für Ambivalenz, umso besser glückt Ihnen der Start und umso eher bleiben Sie auch in schwierigen Phasen auf Linie.

Aus der Suchtmedizin wissen wir, dass sich Ziele, die mit einem „nicht" oder einem „nein" verbunden sind, nur kurz verfolgen lassen. Denn sie sitzen ausschließlich im sogenannten präfrontalen Kortex, jenem Bereich unseres Gehirns, der für bewusste Entscheidungen zuständig ist. Wir müssen uns auf solche Ziele immer von neuem bewusst konzentrieren. Doch Ziele entwickeln dann die stärkste Lenkkraft, wenn wir sie „verinnerlichen" und wenn sie selbständig unser intuitives Handeln zu bestimmen beginnen.

Wir empfehlen unseren Patienten deshalb immer, ihre Ziele positiv zu formulieren und möglichst ein Bild daran zu knüpfen, das dem Konsum ihres Suchtmittels widerspricht.

„Nicht essen" oder „weniger essen" ist das falsche Ziel. „Kontrolliert essen" oder „natürliche Lebensmittel

essen", ist schon besser. Idealerweise verknüpfen Sie
das mit einem positiven Bild: zum Beispiel „Ich möchte
kontrolliert essen, um mich im Sommer wieder stolz und
zufrieden am Strand zeigen zu können".

Je detaillierter Sie Ihre Ziele visualisieren können, das wissen Sie wahrscheinlich schon, umso günstiger.

Zur Inspiration haben wir im Folgenden eine Liste von Dingen erstellt, die Sie vielleicht gerne tun würden, sich wegen Ihres Gewichtes derzeit aber nicht trauen. Das Ziel, einige dieser Dinge in Zukunft wieder tun zu können, kann eine starke Motivation sein. Es wird Ihnen alle möglichen Hindernisse, die in den 28 Tagen unseres Programms vor Ihnen auftauchen, überwinden helfen.

Kreuzen Sie bitte an, was für Sie zutrifft und ergänzen Sie die Liste.

WAS ICH ALLES MACHEN KÖNNTE, WENN ICH MEIN PROBLEM MIT DEM ESSEN DOCH IN DEN GRIFF BEKOMMEN WÜRDE

THEMA	STIMMT!	STIMMT NICHT!
ICH WÜRDE MICH WIEDER ATTRAKTIV FÜHLEN.	☐	☐
ICH WÄRE VOR DEM ANDEREN GESCHLECHT NICHT MEHR SO SCHÜCHTERN.	☐	☐
ICH WÜRDE IM SOMMER WIEDER MIT FREUNDEN SCHWIMMEN GEHEN.	☐	☐
ICH KÖNNTE MICH WIEDER OHNE BESCHWERDEN BEWEGEN.	☐	☐
DAS SOCKENANZIEHEN WÄRE WIEDER LEICHTER.	☐	☐
ICH HÄTTE WIEDER MEHR LUST AUF SEX.	☐	☐
ICH WÄRE STOLZ AUF MICH, WEIL ICH WEISS, WIE SCHWER ES WAR.	☐	☐
ICH WÜRDE ENDLICH TANZEN GEHEN.	☐	☐
ICH KÖNNTE ENDLICH EIN/E _____ANZIEHEN.	☐	☐
ICH KÖNNTE _____ ÜBERRASCHEN.	☐	☐
ICH WÄRE WIEDER VIEL BEWEGLICHER.	☐	☐
ICH KÖNNTE ENDLICH EINEN TANDEM-FALLSCHIRMFLUG MACHEN.	☐	☐
ICH KÖNNTE KLEIDUNG KAUFEN, DIE ICH MAG, UND GUT DARIN AUSSEHEN.	☐	☐

AUCH DAS KÖNNTE ICH MACHEN, WENN ICH MEIN GEWICHT IM GRIFF HABE:

STIMMT!

_____ ☒

_____ ☒

_____ ☒

Noch immer in der Ambivalenz-Falle?

Wir haben nun schon einiges besprochen. Sie haben sich damit beschäftigt, ob Ihr Essverhalten Suchtcharakter hat. Sie haben von Craving gehört und was Sie dagegen tun können. Sie haben erfahren, was die Schwierigkeiten bei süchtigem Essverhalten sind und was Sie beachten müssen, um diese Schwierigkeiten in den Griff zu bekommen. Sie wissen, was dafür spricht, sich zu ändern. Trotzdem zögern Sie noch, den ersten Schritt zu setzen.

Tut mir leid, dass wir das jetzt sagen müssen. Aber Ihre Entscheidung, wie es weitergeht, wird allmählich fällig. Sie können sie nicht mehr lange hinauszögern.

Ihr einziger Ausweg aus der
Ambivalenz-Falle besteht darin,
eine Entscheidung zu treffen.

Treffen Sie diese Entscheidung nicht, dann bleiben Sie in der Ambivalenz-Falle hängen. Nichts wird sich verändern.

Nehmen Sie sich also noch einmal Zeit und überlegen Sie gut. Denn schließlich können Sie dieses Programm nicht halbherzig beginnen. Ebenso wenig wie jemand „ein bisschen schwanger" sein kann.

Entweder, oder.

Es ist schon klar, dass Sie Ihr Leben nicht von heute auf morgen komplett verändern können, dass Sie Ihre Essgewohnheiten nicht über Nacht total umkrempeln werden und dass Sie Rückfälle haben werden. So ist das eben. Wichtig ist aber, dass Sie mit ganzem Herzen dabei sind.

Wir fragen Sie nun also: Sind Sie bereit? Steigen Sie ins Flugzeug ein? Nehmen Sie an dem 28-Tage-Programm teil? Wollen Sie sich darauf einlassen?

Bitte ankreuzen:

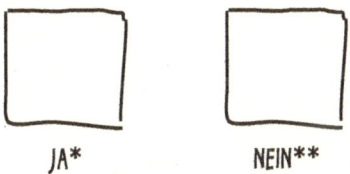

JA*   NEIN**

* Bitte weiterlesen

** Buch bitte verschenken (aber an jemanden, dem Sie damit nicht zu nahe treten)

FLUGPLANUNG

Wie genau Sie Ziele richtig formulieren, warum Briefe,
Ihr Geruchssinn und Dankbarkeit in den nächsten 28
Tagen für Sie wichtig sein werden und warum Selbstge-
fälligkeit dick macht.

Bei Langstreckenflügen trifft sich die Crew vor dem Flug zu einem sogenannten „pre-flight-briefing". Die Piloten stellen dabei der Kabinen-Crew die Flugroute vor und weisen auf Besonderheiten hin. So kann es sein, dass sich Flugrouten wegen gesperrter Luftgebiete über Kriegsgebieten ändern.

Die Crew bespricht zudem das Wetter und wahrscheinliche Turbulenzen.

Wie bei einem Langstreckenflug ist das Wichtigste für Sie zunächst, dass Sie Ihren genauen Zielflughafen definieren.

Wohin wollen Sie eigentlich?
Welches Ziel wollen Sie erreichen?

Uns Suchtmedizinern ist es, wie gesagt, wichtig, dass unsere Patienten ein Ziel haben, einen Grund warum sie aufhören und abstinent sein möchten. Sie können zum Beispiel auf Heroin verzichten, um ein normales Leben zu führen, mit eigener Wohnung, einem Job, einer stabilen Beziehung und Kindern. Sie können zu trinken aufhören, um ihren Job zu behalten. Sie können zu rauchen aufhören, um beim Tennis wieder besser zu sein und sich allgemein gesünder, fitter und jünger zu fühlen.

„Keine Drogen", „nicht trinken" und „nicht rauchen" eignen sich, wie gesagt, nicht als Ziele. Ebenso wenig wie „weniger essen" oder „FDH – Friss die Hälfte".

So ein Ziel zu formulieren, wäre, als würde eine Airline zu einem Piloten sagen: Fliegen Sie nicht nach Kuala Lumpur. Wohin würde er fliegen? Nirgendwohin wahrscheinlich. Ebenso wenig wie ein Pilot kennt sich unser Gehirn mit einem solchen Auftrag aus.

Unser Gehirn kann sich das Wort „nicht" nur kurz merken. Deshalb funktionieren Vorsätze, die dieses Wort enthalten, auch nur kurz. Am Ende bleibt dann von „nicht rauchen" nur „rauchen", von „nicht trinken" nur „trinken" und von „nicht essen" nur „essen". Vorsätze, die das Wort „nicht" enthalten, können sich also unbewusst sogar in ihr Gegenteil verwandeln.

Ganz abgesehen davon, dass es für unser Gehirn einfach keinen Sinn machen würde, wenn wir bloß weniger essen würden. Wozu soll es gut sein, weniger zu essen? Unser Gehirn braucht eine Antwort auf diese Frage. Nur wenn sie plausibel ist, unterstützt es unser Vorhaben.

Schlank zu sein, wird ja wohl als Antwort ausreichen, denken Sie vielleicht.

Da müssen wir Ihnen leider widersprechen.

Denn Ihr Gehirn fragt sich: Wozu denn schlank sein?

Außerdem fragt es sich: Was bedeutet „schlank sein" überhaupt? Wie viele Kilo? Welche Kleidergröße? Welchen Taillenumfang?

Das Gehirn braucht also ein Ziel, und zwar genau wie ein Pilot nicht nur ein ungefähres, sondern ein ganz genaues. „So die Gegend Thailand" zum Beispiel reicht einem Piloten nicht. Er würde gar nicht erst starten. Schließlich kann er ja nicht einfach auf gut Glück nach Südostasien fliegen. Er braucht das Land, Myanmar zum Beispiel, die Stadt, Mandalay zum Beispiel, den Zielflughafen, Mandalay International Airport, und später auch die Landebahn.

Hier eine kleine Zusammenfassung, wie Ziele aussehen sollten, die Sie in Ihre Flugzeugnavigation für die kommenden 28 Tage eingeben können.

- Positiv formuliert: ohne „nicht", „kein" und so weiter.
- Genaue Angabe des Ziels (zum Beispiel genaues Wunschgewicht und Wunschmaße. „Strandfigur" ist zu wenig.)
- Realistische Ziele setzen.
- Zeitraum, in dem das Gewicht erreicht werden soll, mit genauem Datum festlegen („Vor dem Sommer" ist zu ungenau.)
- Die Frage beantworten: Warum will ich das Ziel erreichen?
- Die für das Erreichen des Ziels notwendigen Schritte festlegen.

Der Punkt „realistische Ziele setzen" verdient Ihre besondere Beachtung.

> *Wenn Sie sich unrealistische Ziele setzen, erzeugen Sie*
> *bei sich selbst unangenehme Gefühle des Scheiterns und*
> *der Unzulänglichkeit. Wenn Sie das wiederholt tun,*
> *entwickeln Sie ein Selbstbild, in dem Sie immer scheitern*
> *und nie Erfolg haben. Mit unrealistischen Zielen sabo-*
> *tieren Sie sich also selbst und machen sich zum Loser.*

Auf unserer Entzugsstation haben wir immer wieder Patienten, die sich unrealistische Ziele setzen. Sie wollen zum Beispiel ihre Medikamente zu schnell reduzieren und drohen deshalb zu scheitern.

In solchen Fällen empfehlen wir meist kleinere Teilschritte. Denn ehrgeizige Ziele sind ja im Grunde toll, aber aufgeteilt in mehrere Phasen und kleinere Schritte sind sie leichter zu erreichen.

Verwenden Sie für die Definition Ihrer Ziele bitte das folgende Arbeitsblatt.

ZIELE ERREICHEN

ZIEL: **ZIELGEWICHT**

GEWICHT HALTEN	☐ JA	☐ NEIN	_____
GEWICHT REDUZIEREN	☐ JA	☐ NEIN	_____

METHODE:	**ZIEL**	**MASSNAHME**
ALTERNIERENDES FASTEN 16H ZU 8H	_____	TAGE/WOCHE
ALTERNIERENDES FASTEN 36H ZU 16H	_____	TAGE/WOCHE
ALTERNIERENDES FASTEN SONSTIGES	_____	_____
REDUKTION DER ZAHL DER MAHLZEITEN	_____	MAHLZEITEN / TAG
REDUKTION DER NAHRUNGSKALORIEN	_____	MAX KALORIEN / D
MEDITERRANER ERNÄHRUNGSTIL	_____	_____
LOW CARB METHODE	_____	_____
FREIWILLIGER VERZICHT AUF ZUCKER	_____	_____
FREIWILLIGER VERZICHT AUF INDUSTRIELL VERARBEITETE LEBENSMITTEL	_____	_____
SONSTIGE METHODE	_____	_____

UNTERSTÜTZEND:	**ZIEL**	**MASSNAHME**
VERMEHRT BEWEGUNG	_____	PRO WOCHE
MEHR SCHLAF	_____	H / NACHT
ENTSPANNUNGSMETHODEN	_____	PRO WOCHE
DANKBARKEITSÜBUNGEN	_____	PRO WOCHE
SONSTIGES:	_____	PRO WOCHE

Brief aus der Zukunft

Patienten, deren Ziele noch verschwommen sind, raten wir, sich selbst aus der Zukunft einen Brief zu schreiben.

Sind Ihre Ziele auch noch verschwommen?

Dann stellen Sie sich bitte vor, wie es sein wird, wenn Sie erfolgreich abgenommen haben, und welcher Mensch Sie dann sein werden.

Schreiben Sie mit diesem, Ihrem zukünftigen Ich einen Brief an den Menschen, der Sie jetzt sind. Erzählen Sie darin Ihrem jetzigen Ich, wie schön Ihr Leben geworden ist, wie Sie es genießen, wie Sie aussehen und was Sie anziehen. Schreiben Sie von dem Gefühl, sich endlich wieder unbefangen bewegen zu können und darüber, wie wohl Sie sich in Ihrem Körper fühlen.

Mein Brief aus der Zukunft

Liebes noch nicht so schlankes Ich!

Ich weiß noch ganz genau, wie schwer es war, den Weg zu gehen, den ich damals mit diesem Buch begonnen habe. Aber trotz einiger Hindernisse habe ich mein Ziel erreicht. Ich bin nun schon seit einer Weile schlank und viele meiner alten Probleme kommen mir inzwischen fremd und fast unwirklich vor. Ich will dir nun berichten, wie gut es mir jetzt geht und was ich jetzt alles machen kann:

_____

_____

_____

_____

_____

_____

_____

_____

_____

_____

_____

_____

Dein(e) schlanke(r) _____

Turbulenzen und Stürme umfliegen

Piloten versuchen, den Flug möglichst frei von Turbulenzen zu halten. Sie umfliegen die schlimmsten einfach. Das mindert das Risiko von Komplikationen.

Auch für Ihren Diätplan gilt: Bitte fliegen Sie nicht direkt in die größten Unwetter hinein.

Sie kennen sich ja aus. Sie haben schon mehrfach abzunehmen versucht. Sie wissen längst, wo in Ihrer Umgebung die Hurrikans lauern, die Stürme oder auch nur die Wolken, die harmlos aussehen, sich aber rasch zu einem Gewitter entwickeln können. Sie wissen, wer oder was Sie verlockt, zu viel oder die falschen Lebensmittel zu essen.

Versuchen Sie, die falschen Reize rechtzeitig am Radar zu erkennen und großzügig zu umfliegen. Weichen Sie aus. Fliegen Sie nicht hinein.

Im Wesentlichen geht es dabei um Ihr Suchtgedächtnis, dessen Funktionsweise wir Ihnen schon erklärt haben. Es geht um bestimmte Situationen, Menschen, Musik, Bilder, Orte und Gerüche, die Sie mit Essen verbinden, und die Sie in arge Turbulenzen bringen können. Wenn Sie darauf zufliegen, fühlen Sie sich vielleicht noch stark genug, sie zu meistern, aber wenn Sie mitten drin sind, nehmen die Dinge ihren Lauf.

Einige unserer Patienten, die eine Alkoholsucht zu überwinden haben, kaufen nur noch in ganz bestimmten Supermärkten ein. In jenen, die keine Alkoholfläschchen an der Kasse stehen haben.

Andere treffen sich mit Freunden bevorzugt zum Frühstück oder Brunch, um nicht mit dem vielen Alkohol in Lokalen oder Bars am Abend konfrontiert zu sein. Drogenpatienten brechen in der Regel den Kontakt zu ihren abhängigen „Freunden" ganz ab, um abstinent bleiben zu können. Manche übergewichtige Patienten nehmen neue Wege, um nicht an bestimmten Gelaterien, Bäckereien oder Fast-Food-Restaurants vorbei zu müssen.

Ich selbst erleide nahezu jedes Mal einen kompletten Kontrollverlust, wenn ich Schokolade daheim habe. Ich habe gelernt, das radikal zu akzeptieren und vermeide es einfach. Besonders meine Lieblingssorten Haselnuss, Trauben oder Noisette tauchen in meinem Süßigkeitenfach einfach nicht mehr auf.

Wenn die Kinder unbedingt Schokolade wollen, kaufe ich Sorten, die bei ihnen gut ankommen, die ich selbst aber nicht mag. Erdbeerschokolade zum Beispiel, Kuhfleckenschokolade oder Schokolade mit Smarties.

Nicht alle Menschen sind in diesem Punkt gleich. Es gibt auch welche, die ein kleines Lager für den Notfall brauchen. Raucher, die es sich abgewöhnen wollen, und die irgendwo eine halbvolle Packung Zigaretten haben. Weil es sie beruhigt. Oder Menschen, die abnehmen wollen, und irgendwo eine Notfallreserve an Schokolade oder Salzcrackern aufbewahren, für alle Fälle.

Doch auch da gilt: Besser außerhalb des ständigen Blickfeldes aufbewahren!

Eine Studie des *Dartmouth College* in Hanover, New Hampshire, eine der ältesten Universitäten der USA, ergab, dass Menschen bei Diäten größere Erfolge erzielen, wenn sie schwierige Situationen vermeiden. Situationen vor allem, in denen sie viele verlockende Lebensmittel sehen. Die ständige Konfrontation damit ist auch eine ständige Herausforderung für die Selbstkontrolle.

> *Sucht und Suchtentwicklung haben viel mit der Verfügbarkeit des Suchtmittels zu tun. Je verfügbarer das Suchtmittel, desto größer das Risiko.*

Betrachten Sie also bitte die Turbulenzen, Hurrikans und anderen Probleme, die Ihnen während Ihres Fluges begegnen könnten, und suchen Sie rechtzeitig Ihre Ausweichroute.

> *Wer oder was kann auf Ihrem Flug Turbulenzen verursachen?*

Es ist nie toll, einen Sturm umfliegen zu müssen. Es ist aufwändig, Sie müssen sich einiges überlegen und vielleicht kränken Sie ja sogar jemanden. Dennoch sollte das in den kommenden 28 Tagen für Sie höchste Priorität haben.

MÖGLICHE TURBULENZEN

WELCHE TURBULENZEN KANN ICH ERWARTEN?

WIE IST MEINE AUSWEICHROUTE?

Optimierung der Startbedingungen

Die Luftfahrt optimiert die Startbedingungen zum Beispiel, indem Flugzeuge gegen den Wind starten. Denn je mehr Luft an den Tragflächen vorbeifließt, umso mehr Auftrieb hat die Maschine beim Abheben.

Optimieren auch Sie Ihre Startbedingungen!

- Wenn Sie nicht alleine wohnen, wird es wichtig sein, die anderen so weit einzubinden, dass diese keinen Grund haben, Ihr Vorhaben zu boykottieren.
- Wenn Sie Ihre Familie zwingen, bei Ihren Plänen mitzumachen, wird sich das rächen. Wenn Sie für das Kochen zuständig sind, kochen Sie besser doppelt, auch wenn es anstrengend ist.
- Wenn die anderen Ihre Ernährungsumstellung mitmachen wollen, kann das eine große Unterstützung für Sie sein.
- Fangen Sie nicht gerade in einer übermäßigen Stressphase an, oder kurz vor Geburtstagfeiern oder anderen Festen, bei denen Sie Ihre Pläne kaum einhalten können werden. (Das ist übrigens auch der Grund, warum sich im Dezember in unserer Alkoholambulanz deutlich weniger Patienten neu anmelden als zu Jahresbeginn).
- Bereiten Sie die Dinge vor, die Sie für die Skills benötigen. Sie fahren schließlich auch nicht in den

Winterurlaub, ohne Daunenjacken, Handschuhe, Skischuhe und Ski einzupacken.

- Beschäftigen Sie sich mit Ihrem Ernährungsplan.
- Entfernen Sie süchtig machendes Essen aus Ihrem Blickfeld.
- Überlegen Sie sich Lösungen, Essen in die Arbeit mitzunehmen.
- Suchen Sie sich Unterstützung und Mitstreiter.

WIE KANN ICH MEINE STARTBEDINGUNGEN VERBESSERN?

1. _____

2. _____

3. _____

4. _____

5. _____

6. _____

7. _____

Vermeiden Sie starke Emotionen

Seit sich einmal zwei Piloten so angeregt über Politik unterhielten, dass sie die Stadt, in der sie landen sollten, einfach überflogen, sind Gespräche über Politik und Religion in Cockpits verboten. Denn sie können viele Emotionen auslösen und dadurch die Konzentration stören.

Vermeiden Sie es ebenfalls so gut wie möglich, sich von Emotionen ablenken zu lassen, besonders zu Beginn Ihres 28-Tage-Fluges. Schauen Sie sich keine traurigen Filme an. Verschieben Sie das anstrengende Treffen mit der Schwiegermutter oder der besserwisserischen Freundin.

Spielen Sie sich frei, um möglichst viel Zeit für Ihr Programm und für sich selbst zu haben. Das erhöht Ihre Konzentration und Ihre Fokussierung auf den Plan.

Der Pre-Flight-Check

Unter dem pre-flight-check versteht man im Flugwesen die Überprüfung des technischen Zustandes des Flugzeugs vor dem Flug, den Kontrollrundgang also, den in der Regel der Pilot durchgeführt.

Für diesen Rundgang gibt es eine Checklist. Der Pilot verschafft sich dabei einen Gesamtüberblick über das Flugzeug und überprüft unter anderem Ruder, Klappen, Tragflächen, Reifen, Motor, Propeller und Tanks.

Bitte unterziehen Sie vor dem Start Ihre Ernährungsgewohnheiten einem pre-flight-check.

In der Suchtmedizin empfehlen wir zum Beispiel Alkoholpatienten, vor dem Entzug ein „Trink-Tagebuch" zu führen, um den Entzug besser einschätzen und planen zu können. Schließlich macht es einen Riesenunterschied für die zu erwartenden Schwierigkeiten, ob jemand drei Gläser Wein oder zwei Flaschen Schnaps pro Tag trinkt.

Legen Sie also ein Ernährungstagebuch an, indem Sie vor dem Start Ihres Abnehm-Programms sieben Tage lang für jeden Tag genau dokumentieren, was Sie essen, wieviel davon und, wenn möglich auch die Kalorienmenge.

Vielleicht kennen Sie das schon und vielleicht nervt es Sie: Jedes einzelne Gummibärchen, das Sie sich gönnen, aufzuschreiben. Und Sie haben ja Recht, es ist nervig, aber es macht Sinn. Sieben Tage sind optimal, weil Sie so auch den Unterschied zwischen Woche und Wochenende dokumentieren. Aber wenn Sie sieben Tage nicht durchhalten, dann versuchen Sie es drei Tage lang, und machen Sie es dafür besonders ordentlich und genau.

Wir wollen Sie nicht unnötig quälen, aber es ist nun einmal so, dass wir uns alle gerne selbst belügen, um vor uns selbst in einem besseren Licht dazustehen.

„Nimm noch mehr Ketchup," hörte ich zum Beispiel eine Mutter zu ihrem Sohn bei einer Kindergeburtstagsparty sagen, während sie ihm eine große Portion Ketchup auf den Teller drückte, „weil Ketchup ist gesund, da sind viele Tomaten drinnen."

Ich denke dabei zum Beispiel an eine Freundin, die ihre Einkäufe verstaute, während wir uns unterhielten. „Also du hast völlig Recht mit deiner Warnung vor Fast Food und all dem Zeug", sagte sie. „Ich habe das zum Glück schon vor ein paar Jahren begriffen und vermeide es, auch wegen der Kinder. Die sollen sich erst gar nicht an den Mist gewöhnen."

Dabei verstaute Sie tiefgekühlte Hühnerstreifen und Pommes, sowie eine Familienpackung Eiscreme in ihrer Tiefkühltruhe. Sie musste allerdings einiges umschlichten, weil die bereits übervoll mit Tiefkühlpizzas und -kuchen war.

Wir haben oft blinde Flecken in Bezug auf das, was wir wirklich essen. Vieles hört sich eigentlich ganz gut an und ist aber in Wirklichkeit ein Kunstprodukt aus unterschiedlichen chemischen Substanzen, die süchtig machen.

Da solche Lebensmittel das Leben aber so schön einfach machen, versuchen wir sie als „eigentlich gar nicht so ungesund" vor uns selbst rechtzufertigen, bewusst oder unbewusst.

Wir können aber nicht etwas ändern, von dem wir gar nicht wissen, wie und was es ist. Deshalb ist das Ernährungstagebuch so wichtig.

ERNÄHRUNGSTAGEBUCH

VOR DEM START: DAS ESSENS- UND BEWEGETAGEBUCH MIT GEWICHT UND AUFGENOMMENER NAHRUNG

ESSEN	MONTAG	DIENSTAG	MITTWOCH
MORGEN			
VORMITTAG			
MITTAG			
NACHMITTAG			
FRÜHER ABEND			
ABEND			
NACHT			
BEWEGUNG			
ART DER BEWEGUNG			
GEWICHT			

VOR DEM START: DAS ESSENS- UND BEWEGETAGEBUCH
MIT GEWICHT UND AUFGENOMMENER NAHRUNG

DONNERSTAG	FREITAG	SAMSTAG	SONNTAG

BEWEGUNG			

Noch zwei wichtige Instrumente in Ihrem Cockpit

Piloten haben Bordcomputer, Funkfrequenzen, beleuchtete Anzeigen, elektronische Fluginformationssysteme, geräuschreduzierende Kopfhörer und Ähnliches, das sie während des Flugs unterstützt. Auch Sie haben verschiedenste Tools, die Sie in den bisherigen Kapiteln kennengelernt haben.

Doch neben den Schaltern, die Sie betätigen können, und den Skills, die Sie zur Verfügung haben, gibt es drei weitere Tools, die Sie zur Unterstützung anwenden können.

Tool 1. Der Geruchssinn

„Vergessen Sie Essen – allein schon Essen nur zu riechen, kann Craving beseitigen" verkündeten Forscher der University of South Florida in einer vor kurzem im *Journal of Research Marketing* veröffentlichten Studie.

Die Wissenschaftler fanden heraus, dass das bloße Riechen von ungesundem Essen, wie zum Beispiel einer fetten, amerikanischen Deep-Dish-Pizza, Sättigungssignale an unser Gehirn sendet, als ob wir tatsächlich so eine Pizza gegessen hätten.

Umgekehrt kauften die Teilnehmer an der Studie aber auch mehr Chocolate-Chip-Cookies, wenn sie den Geruch von Erdbeeren wahrnahmen.

Kann Geruch also tatsächlich sättigen, oder regt er im Gegenteil zum Essen an?

Die Forscher machten eine interessante Entdeckung. Sie fanden heraus, dass die Zeit, während der wir den Geruch wahrnehmen, den Unterschied macht.

Nehmen wir den Geruch von Essen nur kurz wahr, fördert er das Craving. Nehmen wir ihn länger als zwei Minuten wahr, kann er sättigend wirken.

Die Forscher vermuten, dass der Geruch der Lebensmittel nach einer Weile das Belohnungssystem ähnlich aktivieren kann wie der eigentliche Konsum, und so in der Folge Genuss- und Sättigungsgefühle auslöst.
Was bedeutet das für Sie?

Ganz einfach: Wenn Sie es verpasst haben, einen Sturm rechtzeitig zu umfliegen und mitten hineingeraten sind, dann haben Sie damit neben den Anti-Craving-Skills eine zusätzliche Notfallmaßnahme.

Reißen Sie eine Packung Gummibären auf und stecken Sie länger als zwei Minuten Ihre Nase hinein. Schnuppern Sie an dem Tortenstück, das noch von der Geburtstagsparty der Kinder übriggeblieben ist. Oder riechen Sie an einer offenen Chipspackung. Wichtig ist dabei nur, dass Sie mindestens zwei Minuten daran riechen. Stoppen Sie daher die Zeit, denn Sie werden sehen, das fühlt sich wirklich lang an.

Sollten alle Dämme brechen und Sie ganz sicher sein, dass Sie diese eine Sache, die eigentlich nicht auf Ihrem Speiseplan steht, jetzt unbedingt essen müssen, dann probieren Sie es ebenfalls mit Ihrer Nase: Riechen Sie zunächst zwei Minuten daran, und dann entscheiden Sie noch einmal. Müssen Sie das jetzt wirklich unbedingt noch essen?

Ronald erzählte mir, dass er am Anfang seiner Ernährungsumstellung widersprüchliche Erfahrung mit Gerüchen gemacht hatte. Wenn er an Fastfood-Restaurants vorbeiging, förderten sie sein Craving, aber wenn er auf seinem Weg ins Büro oder zurück nach Hause durch den Wiener Naschmarkt mit seinen unzähligen Düften und diversen Falafel-Ständen und Restaurants ging, verringerte das sein Craving.

Er hatte lange keine logische Erklärung dafür, doch die Sache ist klar. Die Geruchswolke eines Fast-Food-Restaurants nahm er ein paar Sekunden lang wahr. Um den Naschmarkt entlang zu gehen, brauchte er jedenfalls länger als zwei Minuten.

Tool 2. Die Bohnen der Dankbarkeit

Missmutig kam der Patient in das Ambulanzzimmer und ließ sich auf den bereitstehenden Stuhl fallen. „Ich könnte heute wirklich jeden einfach so anschreien", sagte er. „Ich habe eine irre Wut in mir, auf mich selbst vor allem. Viel darf heute nicht mehr passieren, sonst werde ich wieder rückfällig."

Wir redeten daraufhin lange über sein immer stärker werdendes Craving, über seine Möglichkeiten, es mit Skills zu bekämpfen, aber auch über seine negativen Gefühle und seine Fokussierung auf alles, das in seinem Leben schlecht war.

Ich erzählte ihm eine Geschichte, die ich immer wieder Patienten mit vielen negativen Emotionen erzähle: Sie handelt von einer alten Frau in einem italienischen Bergdorf, die in ihrem Leben viele Schicksalsschläge erlitten hatte.

Die Geschichte von den Fagioli-Bohnen

Die alte Frau in dem italienischen Bergdorf hatte Kriege miterlebt, zwei ihrer Söhne verloren, Familienmitglieder sterben sehen und Hungersnöte, Naturkatastrophen, schwere Krankheiten und menschliche Enttäuschungen ertragen. Dennoch strahlte sie jeden Tag regelrecht von innen. Sie war immer freundlich und verbreitete überall gute Stimmung.

„Wie kommt es", fragten sie die Menschen im Dorf, „dass du so positiv sein kannst, bei all den schlimmen Dingen, die du in deinem Leben schon erlebt hast?"

„Ich habe einen einfachen Trick", antwortete die Frau. „Jeden Morgen stecke ich eine Handvoll Fagioli-Bohnen in meine rechte Hosentasche. Immer wenn ich tagsüber etwas Schönes erlebe, nehme ich eine davon heraus und stecke sie in die linke Hosentasche. Das Schöne kann dabei auch eine Kleinigkeit sein. Der

Gesang eines Vogels, spielende Kinder am Dorfplatz, Kinder, die am Heimweg von der Schule ein Lied singen, das sie gerade in der Schule gelernt haben. Ich freue mich, wenn es schöne Melonen gibt oder wenn die Feigen endlich reif sind. Ich nehme eine Bohne für ein nettes Lächeln von jemandem, den ich nicht kenne, wenn sich eine scheue Katze mir nähert oder für den Duft eines Pferdes. Ebenso für jeden Tag, den mein alter, kranker Hund noch bei mir ist. Wenn ich eine kleine Ziege sehe, wenn die Rosen im Garten blühen oder wenn mir mein Nachbar Komplimente wegen der schönen Rosen macht, nehme ich auch eine. Am Abend leere ich meine linke Hosentasche, lege die Bohnen auf den Küchentisch und erinnere mich bei jeder einzelnen Bohne daran, warum ich sie genommen habe. Dadurch erinnere ich mich jeden Abend an die vielen schönen Situationen, die mir im Laufe des Tages passiert sind, und die ich sonst vielleicht gar nicht registriert oder gleich wieder vergessen hätte."

Aus vielen neuen Studien wissen wir, dass Menschen, die dankbarer sind, sich subjektiv besser fühlen. Sie sind glücklicher, weniger depressiv, leiden weniger unter Stress und sind zufriedener mit ihrem Leben und ihren sozialen Beziehungen.

In der Suchtmedizin ist Dankbarkeit ein großes Thema,
weil dankbare Menschen mehr positive Möglichkeiten haben,

mit den Schwierigkeiten in ihrem Leben umzugehen und
Problemen anders als durch Drogenkonsum zu begegnen.

Dankbarkeitstagebücher erleben derzeit einen großen Boom, und das ganz zu Recht. Die Technik mit den Bohnen funktioniert bestimmt ebenso gut. Der Schriftsteller Thomas Brezina, der sich in seinen Büchern viel mit dem Thema Freude befasst, hat festgestellt, dass Instagram seine Dankbarkeit gegenüber dem Leben nährt. Er sucht gemeinsam mit seinem Mann immer nach den glücklichen, nach den positiven Momenten eines Tages, um ein Foto für seine Community davon zu machen. Auf die Art wird er selbst ständig auf diese Momente aufmerksam.

Sie sollten eine dieser Möglichkeiten zumindest während der kommenden 28 Tage anwenden. Denn sehr oft entstehen Anspannung und Stress, und in der Folge auch Craving, durch ein Gefühl von Leere und von „ich bekomme zu wenig".

Dankbarkeitsübungen helfen uns, uns bewusst zu
machen, wieviel Gutes im Laufe eines Tages passiert. Sie
verhindern, dass wir uns immer nur mit dem Schlechten
beschäftigen.

WAS MIR HILFT, DANKBAR ZU SEIN

PUNKTE:	JA	NEIN
BOHNEN DER DANKBARKEIT (FÜR JEDES SCHÖNE ERLEBNIS EINE BOHNE VON EINER HOSENTASCHE IN DIE ANDERE STECKEN)	☐	☐
DANKESRITUAL AM ABEND VOR DEM SCHLAFENGEHEN	☐	☐
FOTOS VON SCHÖNEN AUGENBLICKEN	☐	☐
NEUGIERIG SEIN	☐	☐
MITFÜHLEN UND ANDEREN HELFEN	☐	☐
SICH ÜBER DAS ERREICHTE FREUEN	☐	☐
SICH BEWUSST WERDEN, WAS AN SCHÖNEM DA IST. (FAMILIE, FREUNDE, ELTERN/BERUF/GESUNDHEIT/ ERLEBNISSE...)	☐	☐
	☐	☐
SEIEN SIE FREUNDLICH WIE EIN PFADFINDER (EINE GUTE TAT AM TAG), SEI ES AUCH EINE KLEINIGKEIT, WIE JEMANDEN BEIM AUTOFAHREN VORZULASSEN	☐	☐
SEIEN SIE INTERESSIERT, WIE ES ANDEREN GEHT	☐	☐

EIGENE PUNKTE:

	JA	NEIN
_____	☐	☐
_____	☐	☐
_____	☐	☐
_____	☐	☐
_____	☐	☐

Tool 3. Gefahrenbewusstsein

Noch einmal zurück zur Luftfahrt. Piloten stehen, wie gesagt, eine Vielzahl an Tools zur Verfügung, die Fliegen sicherer machen. Diese Tools funktionieren. Denn die wenigsten tödlichen Flugunfälle sind auf technisches Versagen zurückzuführen. 70 Prozent der Unfälle entstehen durch menschliches Versagen, trotz aller Hilfsmittel. Diese Hilfsmittel zeigen dabei immer wieder auch ihre Schattenseiten. Sie wiegen die Piloten in Sicherheit. Sich allzu sehr in Sicherheit zu wähnen, ist für sie gefährlich.

Deshalb gibt es bei Flügen Checklisten. Alle wichtigen Parameter müssen ständig überprüft werden. Diese Listen stellen das subjektive Sicherheitsgefühl der Piloten laufend auf die Probe und verhindern den Eindruck, dass ein Check überflüssig ist, weil er ohnedies schon dutzende Male durchgeführt wurde.

Sie haben jetzt ebenfalls ein gut ausgestattetes Cockpit samt Radar für gefährliche Situationen und Panzertüren, die das Suchtteufelchen fernhalten. Doch auch für Sie wäre es fatal, sich irgendwann in den kommenden 28 Tagen in Sicherheit zu wiegen.

„Die Rückfallgefahr lauert überall und hinter jeder Ecke", erzählte Robbie Williams jüngst in einem Interview. „Ich nehme seit Jahren keine Drogen mehr, aber ich muss mich noch immer vor Versuchungen schützen und aufpassen, dass ich hinsichtlich meiner Abstinenz nicht zu selbstgefällig und sicher werde."

Gefährlich, sowohl in der Luftfahrt als auch in der
Suchtmedizin und beim Abnehmen, ist immer das
falsche Gefühl der Sicherheit, das „Sich-Stark-Fühlen",
die Selbstgefälligkeit.

Dadurch passieren mit Abstand die meisten Unfälle beziehungsweise Rückfälle.

Also bleiben Sie immer schön fokussiert und realistisch. Seien Sie sich der ständigen Gefahr bewusst. Seien Sie sich bewusst, dass Sie die Dämonen kontrollieren können, dass das aber Ihre Aufmerksamkeit erfordert. Denn diese Dämonen sind stark. Wenn Sie sich zu sicher wähnen, kann das schon den nächsten Rückfall einleiten.

ES GEHT LOS

Was Sie noch alles kontrollieren sollten, warum
Sie einen Abnehm-Vertrag abschließen sollten und
was Sie tun können, wenn Sie sich zwischendurch zu
weit vom Plan entfernen.

Wir haben für Sie eine Checkliste vorbereitet, die Sie bitte vor dem Start Ihres ersten 28-Tage-Abnehm-Programms noch einmal durchgehen.

Haben Sie den Impuls, die Checkliste als Kleinkram zu überspringen und gleich zur Sache zu kommen? Geben Sie ihm bitte nicht nach. Das konsequente Anwenden von Checklisten erhöht auch dann die Erfolgswahrscheinlichkeit, wenn ohnedies schon alles geklärt zu sein scheint.

CHECKLISTE VOR BEGINN EINER ERNÄHRUNGSÄNDERUNG

PUNKTE:	JA	NEIN
ICH HABE EIN PROBLEM MIT MEINEM ESSEN. ICH HABE SCHON SEHR VIEL PROBIERT UND ES HAT MIR BIS JETZT NICHTS WIRKLICH GEHOLFEN.	☐	☐
ICH HABE VERSTANDEN, DASS ESSEN KEINE SUCHT IST, ABER, DASS ES VIELE ÜBEREINSTIMMUNGEN GIBT.	☐	☐
ICH HABE DIESES BUCH GEKAUFT/GEBORGT UND SOWEIT GELESEN, DASS ICH NUN DIE CHECKLISTE AUSFÜLLEN KANN.	☐	☐
ICH HABE FESTGESTELLT, DASS MEIN ESSPROBLEM ÄHNLICHKEITEN MIT EINER SUCHT HAT.	☐	☐
ICH HABE VERSTANDEN, WAS CRAVING BEDEUTET.	☐	☐
ICH WEISS INZWISCHEN, DASS ZUCKER IM GEHIRN ÄHNLICHE REGIONEN AKTIVIERT WIE SUCHTMITTEL. DIES ERKLÄRT, WARUM ES AUCH DURCH BESTIMMTE LEBENSMITTEL ZU EINEM CRAVING KOMMEN KANN.	☐	☐

PUNKTE:

	JA	NEIN

ICH HABE SELBST EIN CRAVINGGEFÜHL, WAS ESSEN BETRIFFT. ☐ ☐

ICH WEISS, DASS ES UNTERSCHIEDLICHE STÄRKEN VON CRAVING GIBT (LEICHTES, MITTLERES UND STARKES) UND DASS MAN DAFÜR UNTERSCHIEDLICHE METHODEN BENÖTIGT. ☐ ☐

ICH HABE VERSTANDEN, WAS MAN ALLES GEGEN EIN CRAVING GEFÜHL MACHEN KANN. ☐ ☐

ICH HABE INZWISCHEN EINEN CRAVING-NOTFALLPLAN /KOFFER. ☐ ☐

ICH HABE VERSTANDEN, DASS DER GRÖSSTE UNTERSCHIED ZWISCHEN SUCHT UND ESSEN DER IST, DASS MAN ESSEN MUSS UM ZU LEBEN, UND DASS MAN SUCHTMITTEL NICHT NEHMEN MUSS. ☐ ☐

ICH HABE VERSTANDEN, DASS DIES BEDEUTET, DASS ES EINEM GELINGEN MUSS, MIT DEM ESSEN, DAS EINEN SUCHTCHARAKTER ANGENOMMEN HAT, EINEN NICHT SÜCHTIGEN UMGANG ZU FINDEN. IM SUCHTBEREICH NENNT MAN DAS DEN KONTROLLIERTEN KONSUM. ☐ ☐

ICH HABE GENUG GRÜNDE FÜR EINEN LEIDENSDRUCK, WAS DAS ESSEN BETRIFFT. ☐ ☐

ICH HABE NICHT GENUG GRÜNDE, UM WEITER ZU MACHEN WIE BISHER. ☐ ☐

ICH HABE ZUSÄTZLICH ZIELE, DIE MIR LOHNENSWERT ERSCHEINEN, MEINEN ESSENSKONSUM ZU ÄNDERN. ☐ ☐

ICH HABE AUCH EINEN BRIEF MEINES SCHLANKEN ICHS AN MEIN JETZTIGES ICH GESCHRIEBEN, FÜR DEN FALL, DASS MEIN JETZIGES ICH PROBLEME BEKOMMT ODER SCHWACH ZU WERDEN DROHT. ☐ ☐

ICH HABE DAS TAGEBUCH GANZ GENAU ZUMINDEST DREI TAGE, AUCH MIT WIEGEN, GEFÜHRT UND WEISS NUN UNGEFÄHR, WIE MEIN ESS- UND BEWEGUNGSVERHALTEN WIRKLICH IST. ☐ ☐

ICH HABE MEINEN GRUNDUMSATZ ZUSÄTZLICH MESSEN LASSEN UND ER BETRÄGT _____KALORIEN PRO TAG. ☐ ☐

ICH WEISS, DASS ICH MIR REALISTISCHE ZIELE SETZEN MUSS, WENN ICH ETWAS WIRKLICH ERREICHEN WILL. ☐ ☐

ICH HABE MIR KONKRETE REALISTISCHE ZIELE MIT EINEM ZEITHORIZONT BEZÜGLICH MEINES ESSENS GESETZT. ☐ ☐

ICH HABE DIE RADIKALE AKZEPTANZ, DASS ICH AUFGRUND DES ZUSÄTZLICHEN SUCHTCHA-RAKTERS MEINES ESSVERHALTENS AUCH NACH ABLAUF DIESES ZEITHORIZONTS, WEITERHIN EIN KONKRETES ZIEL HABEN MUSS UND DAUERND DARAN ARBEITEN WERDE MÜSSEN ES ZU ERREICHEN UND UM ES ZU ERHALTEN. ☐ ☐

PUNKTE:

	JA	NEIN

ICH HABE BESCHLOSSEN, MICH AUS EIGENER KRAFT AUF MEIN ZIEL, MEIN ESSVERHALTEN/
GEWICHT ZU KONTROLLIEREN, ZU KONZENTRIEREN UND DIESES ZIEL NICHT MIT EINEM
GÄNZLICH ANDEREN PLAN B ZU VERKNÜPFEN. ☐ ☐

ICH HABE AUS DEN METHODEN, MEIN ZIEL ZU ERREICHEN, DIE FÜR MICH PASSENDE GEWÄHLT.
ES IST DIE METHODE_____ ☐ ☐

ICH WEISS, DASS BEWEGUNG MEIN CRAVING REDUZIEREN KANN. ICH PLANE, DIESEN EFFEKT ZU
NUTZEN, INDEM ICH BEI CRAVING FOLGENDE BEWEGUNG MACHE: _____
_____ ☐ ☐

ICH WEISS AUCH, DASS ENTSPANNUNG WICHTIG IST, DAHER WERDE ICH NACH MÖGLICHKEIT
_____MACHEN, WEIL ES MICH ENTSPANNT. ☐ ☐

ICH WEISS, DASS SCHLAF WICHTIG IST UND ZU WENIG SCHLAF ZU GEWICHTSZUNAHMEN
FÜHRT, DAHER WERDE ICH VERSUCHEN _____STUNDEN PRO TAG ZU SCHLAFEN.
EIN VORTEIL DAVON IST, DASS ICH DANN AUCH NICHT ESSEN KANN ;-) ☐ ☐

ICH WEISS, DASS GEWICHTSZUNAHMEN UND CRAVING OFT ETWAS DAMIT ZU TUN HABEN,
DASS MAN SICH LEER FÜHLT, UND DAS GEFÜHL HAT ZU WENIG ZU BEKOMMEN. DANKBARKEIT
IST EIN GUTES GEGENGIFT BEI DIESEN GEFÜHLEN. DAHER WERDE ICH VERSUCHEN, MEHR
AUFMERKSAMKEIT AUF DAS ZU LENKEN, WAS TOLL IST UND WAS FUNKTIONIERT, STATT
MICH MIT DEM ZU BESCHÄFTIGEN, WAS MICH AUFREGT. ICH PLANE FOLGENDE TECHNIK DAFÜR
EINZUSETZEN:_____ ☐ ☐

ICH BIN BEREIT DAZU, IN MEINEM ARBEISTBLATT AM PASSENDEN PLATZ TÄGLICH FOLGENDE
DATEN EINZUTRAGEN: GEGESSENE KALORIEN, ART DER MAHLZEIT, CRAVING ODER STRESS
UND EVENTUELLE AUSLÖSER, GEMACHTER SPORT UND DABEI VERBRAUCHTE KALORIEN, MEIN
GEWICHT UND OB ICH MEINE ZIELE ERREICHT HABE. ☐ ☐

ICH ERFÜLLE DIE KRITERIEN FÜR EINEN KONTROLLIERTEN KONSUM VON ESSEN UND WILL
DAMIT BEGINNEN. ☐ ☐

ICH BIN BEREIT, MEINE ERNÄHRUNG WIE IM PLAN VEREINBART AB
_____ZU ÄNDERN. ☐ ☐

NACH EINEM MONAT, ALSO AM _____,WERDE ICH EINE ZWISCHENBILANZ
MACHEN UND MEINEN PLAN BEI BEDARF ANPASSEN. ☐ ☐

Der Behandlungsvertrag

Sie haben die Checklisten abgearbeitet. Es kann gleich losgehen. Doch davor brauchen wir noch eine Unterschrift von Ihnen. Denn in der Suchtmedizin ist es üblich, dass wir vor dem Beginn einer Therapie Behandlungsverträge mit unseren Patienten abschließen.

Der Sinn dieser Verträge besteht darin, die Selbstverantwortung der Patienten in den Vordergrund zu stellen. Denn Sucht verleitet Süchtige oft dazu, Verantwortung abzugeben: Sie sind nun einmal süchtig, und dann war die Sucht eben wieder einmal stärker.

Ein Argument, mit dem sich gerne auch Menschen, die abnehmen wollen, aus ihrer Verantwortung vor sich selbst stehlen: Das Verlangen war einfach stärker. Wenn Abnehmen so einfach wäre, gäbe es ja nur schlanke Menschen.

Rückfälle gehören, wie gesagt, immer auch beim Abnehmen dazu, aber das enthebt Sie nicht der Verantwortung, achtsam zu sein und auf sich zu schauen.

Das bedeutet zum Beispiel, nach einem Rückfall sofort wieder das Vernunft-Hirn einzuschalten und darüber nachzudenken, ob Sie im Rückfall-Modus bleiben oder doch lieber zum Plan zurückkehren wollen.

Wenn Sie sich für den Plan entscheiden, wird das Suchtteufelchen schreien. Es hat Angst, den Vorsprung, den es durch den Rückfall erzielt hat, gleich wieder zu verlieren.

Dann liegt es in Ihrer Verantwortung, das Suchtteufelchen zu erkennen, es schreien zu lassen und wegzuhören.

Verantwortung für sich selbst zu übernehmen, bedeutet hier auch, die Zeiträume zwischen den Rückfällen mit allen Kräften möglichst lange zu halten. Wenn Sie sich mit dem Suchtteufelchen einlassen, werden diese Zeiträume immer kürzer. Wenn Sie die Verantwortung für sich selbst wahrnehmen, werden sie immer länger.

Letztendlich zwingt Sie niemand,
auf Ihr Suchtteufelchen zu hören.

Für die Zeiten, in denen das Suchtteufelchen besonders verlockend ruft, schließen wir jetzt einen Behandlungsvertrag ab. Aus folgenden Gründen:

- Dieser Vertrag erinnert Sie daran, dass Ihr Essverhalten Suchtcharakter hat.
- Er erinnert Sie daran, dass Sie manches nicht ändern können, egal wie sehr Sie sich das wünschen, weshalb Sie es radikal akzeptieren müssen.
- Er macht Ihnen klar, dass Sie sich auf ein Programm einlassen, das mindestens 28 Tage dauert.
- Er macht Ihnen bewusst, dass Sie zwar Ihr Craving reduzieren können, dass die Maßnahmen dafür aber nicht sofort Wirkung zeigen.
- Mit Ihrer Unterschrift auf dem Behandlungsvertrag akzeptieren Sie die Tatsache, dass trotz aller Ihrer Bemühungen immer wieder wie aus dem Nichts starkes Craving entstehen kann.

Behandlungsvertrag

Klinikum am Schlankweg 72
Abnehm-Klinik für hoffnungslose Fälle

Behandlungsvertrag Essverhalten

Mein Schwerpunkt bei der möglichen Veränderung meines Essverhaltens liegt in meiner Bereitschaft, suchtförderndes Verhalten zu erkennen und geeignete Maßnahmen zu ergreifen, um ihm entgegenzuwirken. Ich erkläre mich bereit,…

…zu versuchen, Craving zu erkennen und es mit Methoden aus der Suchtmedizin auszuhalten (also die Craving-Welle aktiv abzureiten).

…mein Gewicht nur mit Methoden zu reduzieren, die nicht kurzfristig sind, keinen Jojo-Effekt erzeugen und die zu der Annahme passen, dass mein Problem mit dem Essen Suchtcharakter hat.

…radikale Akzeptanz zu üben. Ich bin bereit, zu akzeptieren, dass stark zuckerhaltige Lebensmittel, industriell verarbeitete Lebensmittel oder Lebensmittel mit einer hochkalorischen Mischung aus Fett und Zucker beziehungsweise Kohlenhydraten mein Suchtgedächtnis aktiviert haben.

…radikal zu akzeptieren, dass ich durch dieses Suchtgedächtnis auch noch lange nachdem ich aufgehört haben werde, diese Nahrungsmittel zu konsumieren, starkes Craving,

also ein starkes Verlangen, nach diesen Lebensmitteln entwickeln kann.

…mir realistische Ziele zu setzen.

…mich, wie in diesem Buch beschrieben, auf das Abnehm-Programm vorzubereiten.

…radikal zu akzeptieren, dass ich mein Leben lang, mehr als
andere Menschen darauf achten muss, mein Gewicht zu halten, und dass auch ein Erfolg dieses Programms nach 28 Tagen nicht bedeutet, dass ich mich in Sachen Schlanksein und
Gesundsein zurücklehnen kann.

_____   _____
Ort, Datum   Unterschrift

Laufende Evaluierung und
Kontrolle des Ziels

Sie starten nun also endlich Ihr Programm. Die folgenden
Arbeitsblätter werden Sie in den kommenden vier Wochen
begleiten. Lesen Sie die Arbeitsblätter bitte zunächst genau
durch. Im Anschluss daran finden Sie eine Anleitung für
das Ausfüllen.

Hardcore-Fasten: brutale Tipps aus der Suchtmedizin

Eintrag in Wochenplan:	kcal	H = Hauptmahlzeit	Z = Zwischen-mahlzeit
Essen	Montag	Dienstag	Mittwoch
Morgen			
Vormittag			
Mittag			
Nachmittag			
Früher Abend			
Abend			
Nacht			
Ziel erreicht?	O JA O NEIN	O JA O NEIN	O JA O NEIN
Gewicht in kg			
Sport	O 👎 O ✋ O 👍	O 👎 O ✋ O 👍	O 👎 O ✋ O 👍
verbrauchte kcal			
Fastentag	O JA	O JA	O JA
Craving (1-5)			
Stress (1-5)			
Auslöser			

S = Stress		**Woche** **1**	
Donnerstag	Freitag	Samstag	Sonntag
O JA O NEIN	O JA O NEIN	O JA O NEIN	O JA O NEIN
o👎 o✋ o👍	o👎 o✋ o👍	o👎 o✋ o👍	o👎 o✋ o👍
O JA	O JA	O JA	O JA

Hardcore-Fasten: brutale Tipps aus der Suchtmedizin

Eintrag in Wochenplan:	kcal	H = Hauptmahlzeit	Z = Zwischen-mahlzeit
Essen	Montag	Dienstag	Mittwoch
Morgen			
Vormittag			
Mittag			
Nachmittag			
Früher Abend			
Abend			
Nacht			
Ziel erreicht?	O JA O NEIN	O JA O NEIN	O JA O NEIN
Gewicht in kg			
Sport	o👎 o✋ o👍	o👎 o✋ o👍	o👎 o✋ o👍
verbrauchte kcal			
Fastentag	O JA	O JA	O JA
Craving (1-5)			
Stress (1-5)			
Auslöser			

S = Stress		**Woche** **2**	
Donnerstag	Freitag	Samstag	Sonntag
O JA O NEIN	O JA O NEIN	O JA O NEIN	O JA O NEIN
O👎 O✋ O👍	O👎 O✋ O👍	O👎 O✋ O👍	O👎 O✋ O👍
O JA	O JA	O JA	O JA

Hardcore Fasten: brutale Tipps aus der Suchtmedizin

Eintrag in Wochenplan:	kcal	H = Hauptmahlzeit	Z = Zwischen-mahlzeit
Essen	Montag	Dienstag	Mittwoch
Morgen			
Vormittag			
Mittag			
Nachmittag			
Früher Abend			
Abend			
Nacht			
Ziel erreicht?	O JA O NEIN	O JA O NEIN	O JA O NEIN
Gewicht in kg			
Sport	O 🖐 O ✊ O 👍	O 🖐 O ✊ O 👍	O 🖐 O ✊ O 👍
verbrauchte kcal			
Fastentag	O JA	O JA	O JA
Craving (1-5)			
Stress (1-5)			
Auslöser			

S = Stress		**Woche 3**	
Donnerstag	Freitag	Samstag	Sonntag
O JA O NEIN	O JA O NEIN	O JA O NEIN	O JA O NEIN
O👎 O✋ O👍	O👎 O✋ O👍	O👎 O✋ O👍	O👎 O✋ O👍
O JA	O JA	O JA	O JA

Hardcore-Fasten: brutale Tipps aus der Suchtmedizin

Eintrag in Wochenplan:	kcal	H = Hauptmahlzeit	Z = Zwischen-mahlzeit
Essen	Montag	Dienstag	Mittwoch
Morgen			
Vormittag			
Mittag			
Nachmittag			
Früher Abend			
Abend			
Nacht			
Ziel erreicht?	O JA O NEIN	O JA O NEIN	O JA O NEIN
Gewicht in kg			
Sport	O 👎 O ✋ O 👍	O 👎 O ✋ O 👍	O 👎 O ✋ O 👍
verbrauchte kcal			
Fastentag	O JA	O JA	O JA
Craving (1-5)			
Stress (1-5)			
Auslöser			

S = Stress		**Woche** 4	
Donnerstag	Freitag	Samstag	Sonntag
O JA O NEIN	O JA O NEIN	O JA O NEIN	O JA O NEIN
o👎 o✋ o👍	o👎 o✋ o👍	o👎 o✋ o👍	o👎 o✋ o👍
O JA	O JA	O JA	O JA

Hardcore-Fasten: brutale Tipps aus der Suchtmedizin

Eintrag in Wochenplan:	kcal	H = Hauptmahlzeit	Z = Zwischen-mahlzeit
Essen	1. Tag	2. Tag	3. Tag
Morgen			
Vormittag			
Mittag			
Nachmittag			
Früher Abend			
Abend			
Nacht			
Ziel erreicht?	O JA O NEIN	O JA O NEIN	O JA O NEIN
Gewicht in kg			
Sport	O👊 O✋ O👍	O👊 O✋ O👍	O👊 O✋ O👍
verbrauchte kcal			
Fastentag	O JA	O JA	O JA
Craving (1-5)			
Stress (1-5)			
Auslöser			

S = Stress		Woche	
4. Tag	5. Tag	6. Tag	7. Tag
O JA O NEIN	O JA O NEIN	O JA O NEIN	O JA O NEIN
o👎 o✋ o👍	o👎 o✋ o👍	o👎 o✋ o👍	o👎 o✋ o👍
O JA	O JA	O JA	O JA

Anleitung für das Ausfüllen der Arbeitsblätter mit Ihrem Wochenplan:

Essen. Im Wochenplan tragen sie einfach jede Mahlzeit entweder als ein „H" für „Hauptmahlzeit" oder als ein „Z" für „Zwischenmahlzeit" ein. Sie können optional auch die Kalorien dazuschreiben.

Stress und Craving. Tragen Sie bitte Stress mit „S" und Craving mit „C" ein, und ergänzen Sie in der jeweiligen Spalte die Intensität und den Zeitpunkt des Ereignisses.

Machen Sie es sich zum Ritual, vor dem Schlafengehen den vergangenen Tag im Wochenplan zu überprüfen und alles einzutragen, was noch fehlt.

Wieviele Stunden habe ich heute geschlafen? Geben Sie bitte die Anzahl der Stunden an, die Sie in der vergangenen Nacht geschlafen haben

Habe ich heute meine Ziele erreicht? Sie haben sich ein Abnehm-Ziel gesetzt und sich dafür eine Methode ausgesucht. Ist es Ihnen gelungen, die von Ihnen ausgesuchte Methode heute zu nutzen?

Was ist heute mein Gewicht? Gewicht am besten immer morgens zur selben Zeit messen.

Wieviel Bewegung habe ich heute gemacht?

 Soviel Bewegung, dass ich richtig ernsthaft stolz auf mich bin.

 Wenn es passt, bewege ich mich. Wenn nicht, dann halt nicht.

 Ich habe derzeit keine Lust oder keine Zeit, mich zu bewegen.

Wenn Sie einen Fitnesstracker haben, der Ihre durch Bewegung verbrauchten Kalorien misst, können Sie diese optional eintragen.

Fasten. Habe ich in den vergangenen 24 Stunden oder, je nach Fastenplan, in den vergangenen 48 Stunden gefastet?

Wie hoch war mein Craving heute maximal? Bewerten Sie Ihr Craving auf einer Skala von eins bis zehn. Hier ist eine Tabelle zur Erklärung der einzelnen Craving-Schweregrade.

Craving Skala

Ich hatte heute keinen Drang, etwas zu essen.	1
Ich hatte heute so gut wie keinen Drang, etwas zu essen.	2
Ich hatte heute nur einen ganz leichten Drang, etwas zu essen.	3
Ich hatte heute einen Drang, etwas zu essen. Dieser ist aber bald wieder vergangen.	4
Ich hatte heute Drang, etwas zu essen, habe es aber geschafft, dem zu widerstehen.	5
Ich hatte heute einen starken Drang, etwas zu essen und habe mich dann ablenken können, ohne bewusst Skills anzuwenden.	6
Ich hatte heute einen sehr starken Drang, etwas zu essen und habe es mit Soft Skills geschafft, es nicht zu essen.	7
Ich hatte heute den ganzen Tag starken Druck, etwas zu essen und habe es nur mit Soft Skills und teilweise auch Hard Skills geschafft, es nicht zu essen.	8
Ich hatte heute den ganzen Tag starken Druck, etwas zu essen und habe es nur mit Hard Skills geschafft, es nicht zu essen.	9
Ich hatte heute den ganzen Tag starken Druck, etwas zu essen und habe es trotz Skills nicht geschafft, es nicht zu essen.	10

Wie hoch war mein Stress heute maximal? Bewerten Sie auf einer Skala von eins bis zehn, wie groß Ihr Stress an dem betreffenden Tag maximal war. Hier eine Tabelle zur Erklärung der einzelnen Stress-Schweregrade:

Stress Skala

Ich hatte heute keinen Stress.	1
Ich hatte heute so gut wie keinen Stress.	2
Ich hatte heute nur ganz leichten Stress.	3
Ich hatte heute Stress. Dieser ist aber bald wieder vergangen.	4
Ich hatte heute deutlichen Stress und habe es aber geschafft, mich wieder zu beruhigen.	5
Ich hatte heute starken Stress und habe mich dann ablenken können, ohne bewusst Entspannungsmethoden anzuwenden.	6
Ich hatte heute sehr starken Stress und habe es mit leichten Entspannungsmethoden geschafft, mich zu beruhigen.	7
Ich hatte heute den ganzen Tag starken Stress und habe lange gebraucht, um mich zu beruhigen.	8
Ich hatte heute den ganzen Tag sehr starken Stress und habe es nur teilweise geschafft, mich zu beruhigen.	9
Ich hatte heute den ganzen Tag sehr starken Stress und habe es trotz aller Versuche nicht geschafft, mich zu beruhigen.	10

Gab es einen Auslöser für das Craving oder den Stress? Wenn es einen Auslöser gab, schreiben Sie ihn bitte kurz dazu.

Die Auswertung der Wochenpläne

Bitte werten Sie am Ende jeder Woche den jeweiligen Plan aus. Das geht so: Addieren Sie die Ergebnisse für Stress, Craving, Schlafstunden und so weiter und berechnen Sie die Mittelwerte, indem Sie die Summe durch sieben dividieren.

- Beim Gewicht ermitteln Sie bitte die Gewichtsveränderung in der vergangenen Woche. Geben Sie diese Veränderung in „plus oder minus… Kilo" an.
- Bei der Methode vermerken Sie bitte, an wie vielen Tagen der Woche Sie diese genutzt haben (maximal sieben).
- Bei der Bewegung tragen Sie bitte ein, welche Art der Bewegung Sie am häufigsten gemacht haben.
- Bei den Fastentagen vermerken Sie bitte, wie viele Sie geplant hatten und wie viele Sie geschafft haben.
- Beim Craving geben Sie bitte an, wie hoch in der vergangenen Woche Ihr höchster Wert war, ebenso beim Stress.
- Falls Sie in der vergangenen Woche einen Auslöser erkannt haben, notieren Sie ihn.

Wöchentliche Zwischenauswertung

Zwischenmahlzeiten pro Tag	Summe Z pro Woche durch 7
(Haupt-) Mahlzeiten pro Tag	Summe H pro Woche durch 7
Anzahl Nahrungskalorien pro Tag	Summe kcal pro Woche durch 7
Anzahl Cravings pro Tag	Summe C pro Woche durch 7
Anzahl Stress pro Tag	Summe S pro Woche durch 7
Anzahl Stunden Schlaf	Summe h Schlaf pro Woche durch 7
Methode genutzt	Methoden an ____ von 7 Tagen genutzt
Gewicht in kg	Gewicht Montag minus Gewicht Sonntag
Bewegung	häufigste O👎 O✋ O👍
Bewegungskalorien pro Tag	Summe kcal pro Woche durch 7
Fastentag	____ von Plan ____
Craving (1-10)	max: ____
Stress (1-10)	max: ____
Auslöser erkannt	O JA O NEIN

Reflektieren Sie auf Basis dieser Zwischenbilanzen, was gut und was schlecht gelaufen ist, und versuchen Sie, für die kommende Woche daraus zu lernen. Analysieren Sie, ob die Richtung noch stimmt, oder ob Sie Kurskorrekturen vornehmen müssen.

Spezial-Tipp für das Halten des Kurses

Wenn Sie feststellen, dass Sie vom Kurs abgekommen sind oder vom Kurs abzukommen drohen, haben wir noch einen speziellen Tipp für Sie.

Lenken Sie Ihr Gehirn mit kleinen Goodies ab.

Eine Freundin von mir beschloss, einen Tag pro Woche ganz aufs Essen zu verzichten. Drei Wochen lang schaffte sie das, in der vierten aß sie an ihrem Fastentag einen Salat, den sie sich verzieh. Aber nach der vierten Woche passierte es. Sie traf eine Freundin, bestellte sich einen Kaffee, einen Apfelstrudel dazu, und danach wärmte sie sich daheim, weil es schon egal war, die ganze übriggebliebene Lasagne auf und aß sie.

Danach nahm sie eine Kurskorrektur vor. Sie wählte als Fastentag den Donnerstag aus, weil da in der öffentlichen Sauna in ihrer Nähe Frauentag ist. Sie wollte sich für das Fasten mit der Sauna belohnen.

An Donnerstagen spielt sie sich von nun an überhaupt frei. Sie erledigt nichts, keine E-Mails, keine Rechnungen.

Die Sauna am Abend war für sie aber immer die größte Belohnung, quasi der Höhepunkt der Regeneration.

Nie im Leben würde sie angegessen dahin gehen, so würde sie sich dort einfach unwohl fühlen. Danach Zeitschriften, Musikhören. „Es zahlt sich dadurch für mich wirklich aus, tagsüber zu fasten", sagt sie.

MIT WELCHEN GOODIES KÖNNEN SIE IHR GEHIRN AN EINEM FASTENTAG ABLENKEN?

1 _____

2 _____

3 _____

4 _____

5 _____

6 _____

7 _____

8 _____

9 _____

10 _____

NACH 28 TAGEN

Wie es weitergeht.

Haben Sie die 28 Tage überstanden? Zumindest einigerma-
ßen? Haben Sie Ihr Ziel erreicht? Dann gratulieren wir! Sei-
en Sie stolz darauf. Denn dieses Buch kann Ihnen zeigen,
wie Sie es am ehesten schaffen können, abzunehmen, aber
schaffen müssen Sie es selbst.

Rekapitulieren wir: Was haben Sie bis jetzt alles geschafft?

- Sie haben überlegt, ob Sie wirklich abnehmen wollen.
- Sie haben aus den von uns vorgestellten geeigneten
  Diäten eine ausgewählt und sie angewandt.
- Sie haben sich unterstützende Maßnahmen ausge-
  sucht und sie ebenfalls angewandt.
- Sie haben alles, so gut wie möglich, dokumentiert,
  um es nun analysieren zu können.

Beim Abnehmen sollte Sie immer der Gedanke begleiten,
jeden Fehler zu analysieren und Rückschläge bis ins letzte
Detail zu zerlegen, um dadurch besser zu werden.

Beim Militär gibt es bei der Luftwaffe nach einem Kampfein-
satz ein Debriefing. Dabei handelt es sich um eine detaillierte
Analyse des gesamten Einsatzes nach der Landung, gemeinsam mit allen Beteiligten. Was lief gut und was lief weniger

gut? Machen Sie es wie die Piloten, beantworten Sie folgende Fragen und versuchen Sie dabei, sachlich zu bleiben:

- Habe ich wie geplant abgenommen?
- Konnte ich mich an meine Methode halten oder hat sie in Wirklichkeit doch nicht so gut zu mir gepasst?
- Wie gut ist es mir gelungen, meine unterstützenden Methoden (Schlaf, Bewegung, Entspannung, Dankbarkeit) tatsächlich anzuwenden?
- Wie sehr haben mir meine Skills geholfen, mit meinem Craving umzugehen?
- Wie stark war mein Craving?
- Wieviel Stress hatte ich?
- Habe ich zu viel gegessen?
- Konnte ich Auslöser erkennen?
- Konnte ich auf Zuckerhaltiges verzichten?
- Konnte ich auf industriell hergestellte Nahrungsmittel verzichten und wenn ja, wie schwer oder aufwändig war das?
- Wie haben meine Pläne insgesamt funktioniert?
- Hat mein Umfeld mitgespielt oder mich dauernd in Versuchung geführt?

Um das Ganze jetzt im Rahmen eines Debriefings zu analysieren, haben wir das folgende Arbeitsblatt für Sie erstellt. Wir bitten Sie, es auszufüllen, indem Sie die Daten aus den ersten 28 Tagen übertragen, um dann genau zu analysieren, was alles passiert ist.

Diese Fragen zu beantworten, ist einer der wichtigsten Teile dieses Programms. Denn egal, wie es Ihnen ergangen ist, ergibt sich hier die große Chance, daraus zu lernen und für die Zukunft entsprechende Anpassungen oder Veränderungen vorzunehmen.

Sie entscheiden von nun an auf Basis Ihrer eigenen Erfahrungen. Wollen Sie weiter abnehmen? Wollen Sie Ihr Gewicht halten? Wie gesagt, wird das immer eine Aufgabe für Sie bleiben, die Sie ernst nehmen sollten und die Sie trotzdem mit Neugierde und auch Spaß an der Sache angehen können. Erstellen Sie jetzt gleich mit dem folgenden Arbeitsblatt Ihren neuen Plan für die nächsten 28 Tage!

Auswertung Arbeitsblätter

Übertragen Sie aus den Wochenplänen
und berechnen Sie dann die Veränderungen und Mittelwerte

Essen	Vorher	1. Woche	2. Woche
Anzahl Hauptmahlzeiten			
Anzahl Zwischenmahlzeiten			
Verbrauchte Kalorien pro Tag			
Anzahl Fastentage			
Bewegungskalorien pro Tag			
Maximales Craving (1-10)			
Maximaler Stress (1-10)			
Methode genutzt		_____ von 7	_____ von 7
Gewicht in kg und + oder –	_____ = _____ kg	_____ = _____ kg	_____ = _____ kg
Bewegung	o👎 o✋ o👍	o👎 o✋ o👍	o👎 o✋ o👍
Skills angewendet?	O JA O NEIN	O JA O NEIN	O JA O NEIN
Entspannungsübungen?	O JA O NEIN	O JA O NEIN	O JA O NEIN
Dankbarkeitsübungen?	O JA O NEIN	O JA O NEIN	O JA O NEIN
Stunden Schlaf	_____ h im Mittel	_____ h im Mittel	_____ h im Mittel
Auslöser Stress/ Craving erkannt?	O JA O NEIN		

		Wochen 1-4	
3. Woche	4. Woche	Woche 1-4	**Neues Ziel**
_____ von 7	_____ von 7	_____ von 4	O JA O NEIN
_____ = _____ kg	_____ = _____ kg	_____ = _____ kg	Ziel: _____ kg
O👎 O✋ O👍	O👎 O✋ O👍	O👎 O✋ O👍	O👎 O✋ O👍
O JA O NEIN	O JA O NEIN	O JA O NEIN	O JA O NEIN
O JA O NEIN	O JA O NEIN	O JA O NEIN	O JA O NEIN
O JA O NEIN	O JA O NEIN	O JA O NEIN	O JA O NEIN
_____ h im Mittel	_____ h im Mittel	_____ h im Mittel	Ziel: _____ h

ZIELE ERREICHEN

ZIEL: **ZIELGEWICHT**

GEWICHT HALTEN   ☐ JA   ☐ NEIN   _____

GEWICHT REDUZIEREN   ☐ JA   ☐ NEIN   _____

METHODE:	**ZIEL**	**MASSNAHME**
ALTERNIERENDES FASTEN 16H ZU 8H	_____	TAGE/WOCHE
ALTERNIERENDES FASTEN 36H ZU 16H	_____	TAGE/WOCHE
ALTERNIERENDES FASTEN SONSTIGES	_____	_____
REDUKTION DER ZAHL DER MAHLZEITEN	_____	MAHLZEITEN / TAG
REDUKTION DER NAHRUNGSKALORIEN	_____	MAX KALORIEN / D
MEDITERRANER ERNÄHRUNGSSTIL	_____	_____
LOW CARB METHODE	_____	_____
FREIWILLIGER VERZICHT AUF ZUCKER	_____	_____
FREIWILLIGER VERZICHT AUF INDUSTRIELL VERARBEITETE LEBENSMITTEL	_____	_____
SONSTIGE METHODE	_____	_____

UNTERSTÜTZEND:	**ZIEL**	**MASSNAHME**
VERMEHRT BEWEGUNG	_____	PRO WOCHE
MEHR SCHLAF	_____	H / NACHT
ENTSPANNUNGSMETHODEN	_____	PRO WOCHE
DANKBARKEITSÜBUNGEN	_____	PRO WOCHE
SONSTIGES:	_____	PRO WOCHE

ANHANG

Unsere bevorzugten Kochbücher für die mediterrane Diät.

Murielle Rousseau: *Provence – 80 Sehnsuchts-Rezepte aus dem Süden Frankreichs*

Skye McAlpine: *Zu Tisch in Venedig – Rezepte aus der Lagunenstadt*

Jamie Oliver: *Genial Italienisch*

Dario Santangelo: *Neapel sehen und genießen – Neapolitanische Lebensart*

Jamie Oliver: *Natürlich Jamie*

Pamela Reif: *You deserve this – Einfache und natürliche Rezepte für einen gesunden Lebensstil*

Literatur
Kann in ihrer Gesamtheit beim Verlag angefordert werden.

Danksagung
Die Autoren danken Dr Adrian Meule für die inhaltliche Unterstützung und die Genehmigung seine Skalen zu Craving und Food Addiction für unser Sachbuch zu verwenden.

Hardcore-Fasten: brutale Tipps aus der Suchtmedizin

Eintrag in Wochenplan:	kcal	H = Hauptmahlzeit	Z = Zwischen-mahlzeit
Essen	Montag	Dienstag	Mittwoch
Morgen			
Vormittag			
Mittag			
Nachmittag			
Früher Abend			
Abend			
Nacht			
Ziel erreicht?	O JA O NEIN	O JA O NEIN	O JA O NEIN
Gewicht in kg			
Sport	O👎 O✋ O👍	O👎 O✋ O👍	O👎 O✋ O👍
verbrauchte kcal			
Fastentag	O JA	O JA	O JA
Craving (1-5)			
Stress (1-5)			
Auslöser			

S = Stress		**Woche** _____	
Donnerstag	Freitag	Samstag	Sonntag
O JA O NEIN	O JA O NEIN	O JA O NEIN	O JA O NEIN
O👎 O✋ O👍	O👎 O✋ O👍	O👎 O✋ O👍	O👎 O✋ O👍
O JA	O JA	O JA	O JA

Dr. Marion Reddy
Dr. Iris Zachenhofer

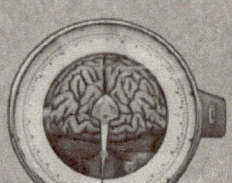

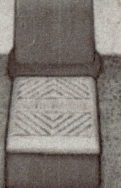

KOPFSACHE
SCHLANK

Wie wir über unser Gehirn
unser Gewicht steuern

Dr. Marion Reddy
Dr. Iris Zachenhofer
Kopfsache schlank
Wie wir über unser Gehirn unser Gewicht steuern

Es hat einen Grund, warum Diäten nie funktionieren:
Unser Essverhalten ist in den für unsere automati-
sierten Verhaltensweisen zuständigen Basalganglien
abgespeichert. Wenn wir unser Essverhalten ändern
wollen, müssen wir deshalb zuerst unsere Basalganglien neu programmieren. Die Psychiaterin und
Neurochirurgin Dr. Iris Zachenhofer und die Neurochirurgin Dr. Marion Reddy erklären, wie das geht,
und an welchen Schrauben in unserem Gehirn wir
noch drehen können, um schlanker zu werden, ohne
zu hungern.

208 Seiten, € 21,90
ISBN 978-3-99001-155-3

Iris Zachenhofer
Marion Reddy

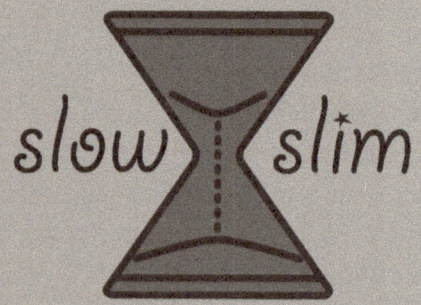

Der 12-Monats-Plan
zum Schlankwerden und
Schlankbleiben

edition a

Iris Zachenhofer
Marion Reddy
Slow slim
Der 12-Monats-Plan zum Schlankwerden und
Schlankbleiben

Mit Radikaldiäten abzunehmen hat einen großen
Nachteil: Der Gewichtsverlust verändert dabei unser
Gehirn auf eine Art, die wir nicht wollen. Denn danach können wir jahrelang Hunger haben, ohne genau zu wissen, woher er kommt. Dr. Iris Zachenhofer, Neurochirurgin und Psychiaterin und Dr. Marion
Reddy, Neurochirurgin, räumen mit den Illusionen
von den Schnelldiäten auf und bieten eine einfache
Lösung für das Problem an: Wer dauerhaft abnehmen will, muss sich ein Jahr Zeit dafür nehmen. Der
12-Monats-Plan, den sie vorlegen, klingt einfach,
aber er funktioniert.

208 Seiten, € 21,90
ISBN 978-3-99001-213-0